Wissenschaft

Tobias Siekemeyer

Entsorgungsnotstand für Bauschutt und Erdaushub in Hessen

Fraunhofer IRB | Verlag

BoD – Books on Demand, Norderstedt

ISBN (Print): 978-3-7388-0753-0
ISBN (E-Book): 978-3-7388-0754-7

**Fraunhofer IRB | **Verlag

Fraunhofer-Informationszentrum Raum und Bau IRB
Postfach 80 04 69
70504 Stuttgart

Nobelstraße 12
70569 Stuttgart

Telefon (07 11) 9 70 - 25 00
Telefax (07 11) 9 70 - 25 08

E-Mail irb@irb.fraunhofer.de
www.baufachinformation.de

Autor:

B.Eng. Tobias Siekemeyer

Mitwirkende:

Prof. Dr.-Ing. Achim Hitzel

Prof. Dr.-Ing. Andreas Menner

Dr.-Ing. Dirk Hormann

Dipl.- Ing. Bert Siekemeyer

Marcel Hett

Vorwort zur 1. Auflage

Die vorliegende wissenschaftliche Arbeit zur Erlangung des akademischen Grades „Bachelor of Engineering (B.Eng.) – Bauingenieurwesen" entstand während meines siebten Fachsemesters an der Frankfurt University of Applied Sciences im Fachbereich 1 der Fachhochschule.

Herrn Professor Dr.-Ing. Achim Hitzel danke ich für seine wohlwollende Unterstützung und die wertvollen Anregungen während der Anfertigung dieser Arbeit.

Darüber hinaus möchte ich besonders herzlich den Fachleuten des Verbandes Baugewerblicher Unternehmer Hessen e.V. als auch des Bauindustrieverbandes Hessen-Thüringen e.V. für wertvolle Informationen und Berichterstattungen danken. Herrn Marcel Hett, Quarzsand- und Kiesgrubenbetreiber aus Kronberg spreche ich ebenfalls einen besonderen Dank aus.

Mein Dank gilt ebenfalls Herrn Dipl.-Ing. Bert Siekemeyer, Vorstandsmitglied des Verbandes Baugewerblicher Unternehmer Frankfurt, welcher vor allem im praxisnahen Bereich durch eingehende Anschauungen, kritische Hinweise und stete Einsatzbereitschaft Hilfestellung leistete.

Das Thema „Entsorgungsnotstand für Bauschutt und Erdaushub in Hessen – Auswirkungen, Grenzen und Perspektiven" habe ich aufgrund persönlicher Interessen und Verbindungen zu dieser Thematik gewählt. Ziel war es dabei, die langjährige Arbeit meines Vaters, welcher als Tiefbauunternehmer im Rhein-Main-Gebiet täglich mit dieser Materie konfrontiert ist, aufzugreifen, zu vertiefen und unter wissenschaftlich neutralen Ansätzen zu untersuchen.

Dabei ging es mir vor allem darum, zusammen mit meinen Betreuern erweiterte Fachkenntnis und Einblicke zu erlangen, welche es erlauben die Entsorgungssituation aus möglichst allen Blickwinkeln detailliert zu betrachten und bewerten zu können. Die durchgeführte Forschung kann als sachlicher Grundstein zur Übermittlung von Informationen, Problemen oder auch speziellen Lösungsansätzen in bauspezifischen, aber auch politischen Gremien dienen. Denn wie sich bereits nach einigen Wochen zeigte, handelt es sich bei jener Angelegenheit nicht nur um eine akademische Frage- und Aufgabenstellung aus dem Bereich des Bauingenieurwesens, sondern vor allem um ein ernstzunehmendes gesellschaftspolitisches Problem.

Meinen Begleitern und Zuhörern danke ich für die gelungene Anleitung und Unterstützung während dieses Weges.

Ich wünsche Ihnen viel Freude beim Lesen.

Tobias Siekemeyer, 21. Mai 2022

Abstract

Wir Menschen bauen und schaffen dadurch einen Mehrwert für die Gegenwart und die Zukunft. Gerade in der Metropolregion Mittelhessen nimmt der Bau-Boom seit einigen Jahren seinen Lauf.

Ein Problem, welches jedoch vermeintlich als Bagatelle behandelt wird, ist die bei den verstärkten Bautätigkeiten entstehende Menge ungefährlicher Bau- und Abbruchabfälle. Für diese fehlen laut Aussagen der Bauwirtschaft geeignete Entsorgungsmöglichkeiten in der Region. Der Mangel an Deponien kündigte sich bereits über mehrere Jahre an und spitzt sich nun immer weiter zu.

Demgegenüber stehen jedoch die Aussagen und Forderungen der Politik respektive der Gesetzgebung, die die Genehmigung beziehungsweise Schaffung neuer regionaler Entsorgungsstätten als Widerspruch zum Kreislaufwirtschaftsgesetz sehen.

Da Rohstoffe jedoch gegenwärtig nicht in Kreisläufen geführt werden, sondern eher in einer Art Einbahnstraßensystem, kommt es zu wachsenden Transportentfernungen, zu steigenden Kosten, einer erhöhten Umweltbelastung sowie verstärktem Verwaltungs- und Koordinationsaufwand.

Doch wo liegen die eigentlichen Probleme? Wie groß sind die ökologischen und ökonomischen Auswirkungen durch fehlende Endlagerstätten tatsächlich? Sind der Bau und die Eröffnung lokaler Deponien nachhaltiger und umweltfreundlicher als der derzeitig betriebene Mülltourismus?

Ist es möglich, die Kreislaufwirtschaft in derart hochindustrialisierten Volkswirtschaften überhaupt noch zu etablieren oder sind wir bereits an die Grenzen des nachhaltigen Wirtschaftens gestoßen?

Handelt es sich bei jener Thematik nur um ein Problem oder droht dem Bundesland Hessen tatsächlich der Entsorgungsnotstand für Bauschutt und Erdaushub?

Inhaltsverzeichnis

Abbildungsverzeichnis

Tabellenverzeichnis

Abkürzungsverzeichnis

A

B

C

E

G

I

K

L

Q

S

T

U

V

Z

1 Einleitung

1.1 Erläuterung der Problem- und Aufgabenstellung

Seit Jahrhunderten lebt das Baugewerbe von der Nutzung und Verwendung vorgefundener Rohstoffe. Dabei wurden in den Anfängen des Bauens jene Materialien verwendet, die im jeweiligen Habitat vorgegeben wurden. In Gegenden mit reichlich Wald wurden Holzhäuser gebaut, in kalten Regionen wurden Eisblöcke zum Bau von Iglus eingesetzt und dort wo Stein abgebaut werden konnte, bauten die Menschen Steinhäuser. Dass jenes beschriebene Verhalten auf unser heutiges Bauwesen nicht mehr zutrifft, ist kein Geheimnis.

Die industrielle Entwicklung der letzten 100 bis 150 Jahre, das anhaltende Expansionsdenken einer sich immer stärker globalisierenden Welt und das Streben nach größeren, besseren und eindrucksvolleren Bauwerken ist verbunden mit einem enormen Verbrauch natürlicher Ressourcen und einer erhöhten Umweltbelastung.

Das Bauwesen gehört dabei zu den ressourcenintensivsten Wirtschaftszweigen. Der Bau und Betrieb von Gebäuden beansprucht weltweit jährlich 17 % des Wasser-, 25 % des Holz-, 30 bis 40 % des Energie-, 40 bis 50 % des Rohstoffverbrauchs und verursacht dabei 33 % der CO_2-Emmisionen. (1)

Den Angaben des Bundesministeriums für Umwelt, Naturschutz und nukleare Sicherheit sowie dem statistischen Bundesamt zufolge, erzeugen Bau- und Abbruchabfälle den größten Abfallstrom in Deutschland. Bei einem Gesamtabfallaufkommen von 416,5 Millionen Tonnen bilden Bau- und Abbruchabfälle mit 230,9 Millionen Tonnen den Großteil. (2)

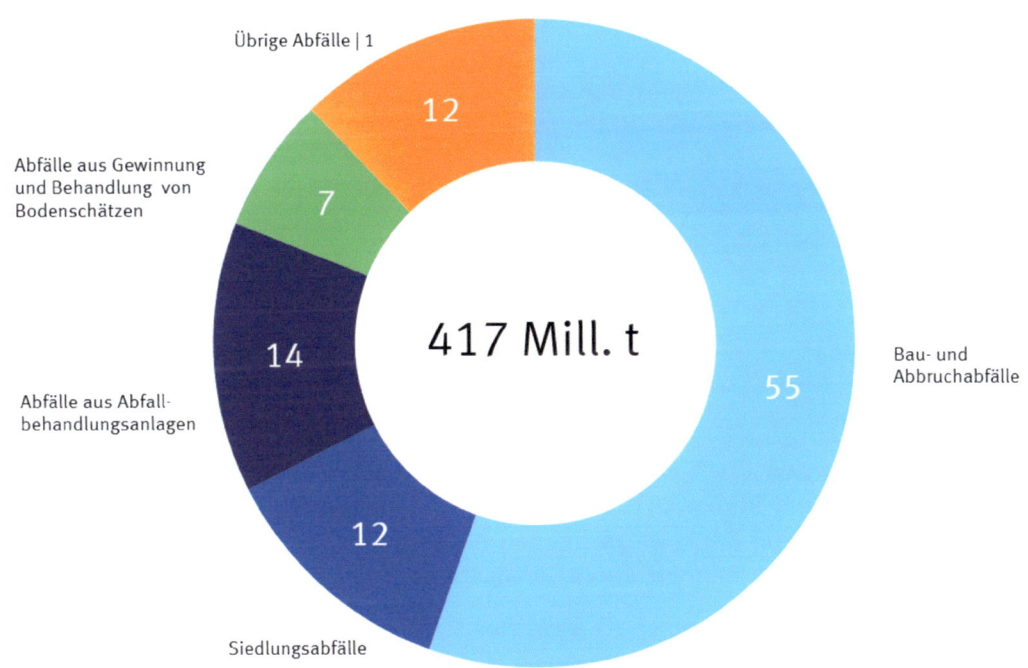

1 Insbesondere aus Produktion und Gewerbe

Abbildung 1   Abfallaufkommen in 2019 nach Abfallströmen (in %) (2)

Durch den anhaltenden Wohnungsmangel in der Metropolregion Frankfurt am Main wird die Erschließung neuer Wohngebiete zwingend notwendig. Die starke Zunahme des Verkehrs erfordert des Weiteren einen raschen Ausbau der Straßeninfrastruktur. Mittels gigantischer Großprojekte wie dem Flughafen-Terminal 3 sichert sich das Rhein-Main-Gebiet den Platz als internationale Drehscheibe Deutschlands. Auch das Leitungsnetz der Großstadt, bestehend aus Kanal-, Trinkwasser-, Gas-, Fernwärme-, Strom-, Glasfaserleitungen u.v.m., bedarf einer stetigen Reparatur, Erneuerung und Erweiterung. Dabei gewinnt vor allem der großflächige Austausch ganzer Leitungstrassen zukünftig immer stärker an Bedeutung.

Wir Menschen bauen und schaffen dadurch einen Mehrwert für die Gegenwart und die Zukunft. Ein Problem, welches jedoch vermeintlich als Bagatelle behandelt wird, ist die bei zuvor genannten Bautätigkeiten entstehende Menge des Boden- und Erdaushubes. Für diesen fehlen laut Aussagen der Bauwirtschaft geeignete Endlagerungsstätten in der Region.

Den Ausführungen lokaler Tiefbau- und Fuhrunternehmer sowie Deponiebetreibern zufolge deutete sich diese Entwicklung schon über Jahrzehnte an. Der am neunten September diesen Jahres erschienene Abfallwirtschaftsplan des Landes Hessen konstatiert ebenfalls die Unterversorgung an Deponien. Die hessische Umweltministerin Priska Hinz empfiehlt in einem Artikel der Frankfurter Allgemeinen Zeitung vom Samstag, den 16. Oktober 2021 „die Vermeidung und die Wiederverwertung von Abfällen, da für den Rest die Entsorgung nicht gesichert sei."

Für den Verband baugewerblicher Unternehmer Hessen e.V. wird die Thematik im Ballungsgebiet Frankfurt am Main jetzt virulent.

„Seit längerem ist der Rückgang an Deponiestätten erkennbar. Jedoch spitzt sich die Entsorgungssituation gerade in den vergangenen Jahren in Südhessen immer weiter zu", beanstandete Bert Siekemeyer.

Der Verband baugewerblicher Unternehmer Hessen rief in der Frankfurter Bau-Zeitung, Ausgabe Nr. 59, März 2020, den Entsorgungsnotstand für Bauschutt und Erdaushub aus.

Der Mangel an Möglichkeiten zur Deponierung für Bauschutt und Erdaushub wird für Bauunternehmen zunehmend zum Problem. Aber nicht nur die Unternehmen, sondern auch die Bauherren von Großprojekten oder Einfamilienhäusern spüren die Auswirkungen.

Demgegenüber stehen die Aussagen und Forderungen der Politik, die die Genehmigung beziehungsweise Schaffung neuer, regionaler Entsorgungsstätten als Widerspruch zum Kreislaufwirtschaftsgesetz sehen. Das Umweltministerium Hessen fordert die Förderung eines kreislaufgerechten Umgangs mit mineralischen Baustoffen oder Erdaushub nach der Abfallhierarchie: Vermeiden, Wiederverwenden, Recyceln, Verwerten, vor Beseitigen.

Die politische Haltung „wenig Entsorgungsmöglichkeiten = bessere Kreislaufwirtschaft" führt derzeit zu wachsenden Transportentfernungen, steigenden Kosten, verstärktem Koordinationsaufwand und einer erhöhten Umweltbelastung. Beengte Platzverhältnisse auf Baustellen im Ballungsgebiet bieten wenig Möglichkeiten zur Zwischenlagerung von Böden oder anderen Bauabfällen und machen den Abtransport unabdingbar.

Wo liegen die eigentlichen Probleme? Bedarf es staatlich regulierender Eingriffe oder handelt es sich nur um ein Aufbäumen der Bauwirtschaft für bessere Rahmenbedingungen?

Die vorliegende Arbeit analysiert, welche potentiellen Schadstoffe in Erdaushub oder Bauschutt enthalten sein können, wie dieser Abfall bewertet und zugeordnet wird oder welche Anforderungen an die weitere stoffliche Verwertung gestellt werden.

Unter Betrachtung der Historie der Abfallwirtschaft sowie den aktuell geltenden Gesetzen wird in nachfolgender Bachelorarbeit die rechtliche Ausgangsituation analysiert. Zahlen, Daten und Fakten sollen Aufschluss über real vorhandene Stoffströme und zur Verfügung stehende Kapazitäten geben. Ist die landesweite Entsorgungssicherheit tatsächlich gefährdet?

Mittels wissenschaftlicher Herangehensweisen wird bewertet, ob die erfassten Daten überhaupt aussagekräftige Schlussfolgerungen zulassen oder ob die Etablierung neuer Monitoring-Systeme nötig ist.

Welche ökologischen Auswirkungen entstehen durch das Fehlen von Endlagerungsstätten? Ist der Bau und die Eröffnung lokaler Deponien nachhaltiger und umweltfreundlicher als der derzeitig betriebene Mülltourismus? Lange Transportwege mittels Lastkraftwagen führen zu erhöhtem CO_2-Ausstoß. Aber wie hoch ist dieser tatsächlich? Sind andere Verkehrsträger umweltfreundlicher? Das Fehlen von Lösungen an einer Stelle führt oftmals auch dazu, dass an anderer Stelle auf illegale Weise Abhilfe geschaffen wird. Wird die illegale Beseitigung durch Ermangelung an Deponien zum Trend?

Wie stark sind die Beteiligten aus ökonomischer Sicht tatsächlich betroffen? Welcher Anteil der Baukosten ist den Entsorgungsleistungen zuzuordnen? Gemäß § 7 Abs. 1 Satz 1-3 VOB/A sind Leistungen eindeutig und erschöpfend zu beschreiben, sodass dem Auftragnehmer kein ungewöhnliches Wagnis aufgebürdet wird. Ist dies auch bei Tiefbauleistungen, bei denen die Bodeneigenschaften im Vorhinein nicht eindeutig feststellbar sind, ohne weiteres möglich?

Weiterhin sucht die vorliegende Abschlussarbeit Problemlösungsansätze, welche das umweltpolitische Ziel einer hohen Ressourcenproduktivität und geringer Abfallintensität im Bereich des Bauschuttes und Erdaushubes erfüllen und gleichzeitig wirtschaftlich nachhaltige Rahmenbedingungen bieten. Es stellt sich des Weiteren die Frage, ob es überhaupt Möglichkeiten gibt, die Kreislaufwirtschaft in derart hochindustrialisierten Volkswirtschaften noch zu etablieren oder ob wir bereits an die Grenzen des nachhaltigen Wirtschaftens gestoßen sind.

Die Beantwortung all dieser hierarchisch untergeordneten Fragen dienen als Treppenstufen zur Schärfung der zentralen Forschungsfrage. (s. Kapitel 1.2).

1.2 Vorgehensweise und Zielsetzung

Im wissenschaftlichen Beginn der Arbeit wird die Basis für die Beantwortung der Forschungsfrage durch Erläuterung technischer als auch gesetzlicher Hintergrundinformationen geschaffen. Anknüpfend daran werden Statistiken auf Bundes- und Landesebene ausgewertet und dadurch die Datengrundlage für Untersuchung von ökologischen und ökonomischen Auswirkungen erarbeitet.

Der Hauptteil (s. Kapitel 5 und 6) erforscht die Konsequenzen derzeitigen Umgangs mit Bauschutt und Erdaushub auf die Umwelt, unter anderem anhand einer Ökobilanzierung. Nachdem auch die wirtschaftlichen Belange durchleuchtet wurden, geht es darum, geeignete Schlussfolgerungen zu finden und zu veranschaulichen.

Neben der Beantwortung zuvor erläuterter Unterfragen ist die zentrale Motivation der Forschung zur Thematik „Entsorgung von Bauschutt und Erdaushub" die Aufklärung der Fragestellung, ob dem Bundesland Hessen tatsächlich der Entsorgungsnotstand für Bauschutt und Erdaushub droht.

Mit der Erreichung des Ziels, durch sorgsame wissenschaftliche Recherche Auffassungen und Positionen anzuhören, zu filtern, zu bewerten und zu hinterfragen und dadurch neue Erkenntnisse über die Entsorgungssituation zu gewinnen, wird ein wichtiger Grundstein zur Übermittlung von Informationen, Problemen oder auch speziellen Lösungsansätzen in bauspezifischen oder auch politischen Gremien gelegt werden.

1.3 Begriffsdefinitionen im Kontext der Ausarbeitung

Aufgrund der Komplexität des Abfallrechtes gibt es eine Vielzahl unterschiedlicher Begriffe und Definitionen. Im alltäglichen Sprachgebrauch werden diese oftmals synonym verwendet. Damit Bedeutungen im wissenschaftlichen Kontext nachfolgender Ausarbeitung mit dem gesetzlichen Rahmen übereinstimmen, werden anschließend wichtige Begriffe erläutert. Diese zu beachten ist essenziel für das weitere Verständnis der Bachelorarbeit.

A

Abfall:

Abfälle sind alle Stoffe oder Gegenstände, derer sich ihr Besitzer entledigt, entledigen will oder entledigen muss. (§3 Abs. 1 Satz 1 KrWG)

Ablagerung:

Ablagerung von Abfällen in oder auf dem Boden (z. B. Deponien oder Lagerung in Behältern in einem Bergwerk), Verpressung in Hohlräumen. (3)

B

Beseitigung:

Beseitigung ist jedes Verfahren, das keine Verwertung ist, auch wenn das Verfahren zur Nebenfolge hat, dass Stoffe oder Energie zurückgewonnen werden. (§3 Abs. 26 Satz 1 KrWG)

Bau- und Abbruchabfälle (AVV 17):

Abfälle, die mit einem Abfallschlüssel gemäß Europäischem Abfallverzeichnis (EAV) des Abfallkapitels 17 „Bau- und Abbruchabfälle (einschließlich Aushub von verunreinigten Standorten)" verschlüsselt sind. (3)

Boden, Steine und Baggergut (AVV 17 05):

17 05 03*	Boden und Steine, die gefährliche Stoffe enthalten
17 05 04	Boden und Steine mit Ausnahme derjenigen, die unter 17 05 03 fallen
→	(Material, welches zum Zweck einer Baumaßnahme an der Baustelle ausgehoben wird)
17 05 05*	Baggergut, das gefährliche Stoffe enthält
17 05 06	Baggergut mit Ausnahme desjenigen, das unter 17 05 05 fällt
→	(Bodenmaterial, das im Rahmen von Unterhaltungs-, Neu- und Ausbaumaßnahmen aus oder an Gewässern entnommen wird.)
17 05 07*	Gleisschotter, der gefährliche Stoffe enthält
17 05 08	Gleisschotter mit Ausnahme desjenigen, der unter 17 05 07 fällt

(Anlage zu § 2 Abs. 1 AVV)

D

Deponien:

Deponien sind Beseitigungsanlagen zur dauerhaften Ablagerung von Abfällen oberhalb der Erdoberfläche (oberirdische Deponien) oder unterhalb der Erdoberfläche (Untertagedeponien). (§3 Abs. 27 Satz 1 KrWG)

Deponieklasse 0 (DK 0):

Inertstoff- oder auch Regeldeponie für mineralische Abfälle mit geringem Schadstoffgehalt. Dazu zählen beispielsweise unbelasteter Erdaushub und gegebenenfalls Bauschutt oder vergleichbare mineralische industrielle oder gewerbliche Abfälle. Ist der Einsatz bei Verwertungsmaßnahmen in technischen Bauwerken mit dem Zuordnungswert Z0 bis Z2 nicht möglich, so muss eine Beseitigung auf Deponien ab der Deponieklasse 0 erfolgen. (4)

Deponieklasse I (DK I):

Deponie für mäßig belastete nicht gefährliche Abfälle. Die Deponieklasse 1 wird in der Regel für mäßig belasteten Erdaushub, Bauschutt oder vergleichbare mineralische gewerbliche Abfälle genutzt. Abfälle des Zuordnungswertes Z3 werden mindestens auf Deponien der Deponieklasse I beseitigt. (4)

Deponieklasse II (DK II):

Deponie für belastete, jedoch nicht gefährliche Abfälle. Die Deponieklasse II ist die Regeldeponie für die Ablagerung von vorbehandeltem Hausmüll oder vergleichbaren mineralischen gewerblichen Abfällen. (4)

Deponieklasse III (DK III):

Deponie für gefährliche Abfälle. (4)

Deponieklasse IV (DK IV):

Regeldeponie für die untertägige Ablagerung von Abfällen mit einer besonderen Gefährlichkeit. (4)

E

Entsorgung:

Abfallentsorgung sind Verwertungs- und Beseitigungsverfahren, einschließlich der Vorbereitung vor der Verwertung oder Beseitigung. (§3 Abs. 22 Satz 1 KrWG)

Entsorgungssicherheit:

Die schadlose und ordnungsgemäße Entsorgung von bestimmten Abfällen ist über den gesamten Geltungsbereich (fünf Jahre) des Abfallwirtschaftsplanes gesichert.

Entsorgungsnotstand:

Ein Notstand ist im verfassungsrechtlichen Sinne eine gefährliche Situation, welche durch akutes Handeln bereinigt werden muss. (5)

Im abfallrechtlichen Sinne, liegt ein Entsorgungsnotstand vor, wenn die schadlose und ordnungsgemäße Entsorgung von bestimmten Abfällen nicht mehr gesichert ist.

Europäisches Abfallverzeichnis EAV:

Das Europäische Abfallverzeichnis (EAV) gemäß der Abfallverzeichnisverordnung (AVV), im internationalen Sprachgebrauch auch „List of Waste (LoW)" genannt, ist ein gemeinschaftlich harmonisiertes Abfallverzeichnis, das regelmäßig auf der Grundlage neuer Erkenntnisse und insbesondere neuer Forschungsergebnisse überprüft und erforderlichenfalls geändert wird. Es gliedert sich in Abfallkapitel (zweistellige Kapitelüberschrift), Abfallgruppen (vierstellige Kapitelüberschrift) und Abfallarten. Abfallarten, welche mit einem Sternchen (*) versehen sind, sind gefährlich im Sinne des § 48 des Kreislaufwirtschaftsgesetzes. (3)

G

Gefährliche Abfälle:

Die Abfallarten im Abfallverzeichnis, deren Abfallschlüssel mit einem Sternchen (*) versehen sind, sind gefährlich im Sinne des § 48 des Kreislaufwirtschaftsgesetzes. (§3 Abs. 1 Satz 1 AVV)

An die Entsorgung sowie die Überwachung gefährlicher Abfälle sind nach Maßgabe dieses Gesetzes besondere Anforderungen zu stellen. (§48 Abs. 1 Satz 1 KrWG)

Geringfügigkeitsschwelle:

Die Geringfügigkeitsschwelle (GFS) ist die Konzentration, bei der trotz einer Erhöhung der Stoffgehalte gegenüber regionalen Hintergrundwerten keine relevanten ökotoxischen Wirkungen auftreten. Damit soll das Grundwasser für den menschlichen Gebrauch als Trinkwasser nutzbar bleiben und als Lebensraum intakt gehalten werden. (6)

O

Ordnungsgemäße Entsorgung:

Die Entsorgung erfolgt ordnungsgemäß, wenn sie im Einklang mit den Vorschriften des Kreislaufwirtschaftsgesetzes und anderen öffentlich-rechtlichen Vorschriften steht. (§7 Abs. 3 Satz 2 KrWG)

R

Recycling:

Recycling ist jedes Verwertungsverfahren, durch das Abfälle zu Erzeugnissen, Materialien oder Stoffen entweder für den ursprünglichen Zweck oder für andere Zwecke aufbereitet werden. (§3 Abs. 25 Satz 1 KrWG)

S

Schadlose Entsorgung:

Die Entsorgung erfolgt schadlos, wenn nach der Beschaffenheit der Abfälle, dem Ausmaß der Verunreinigungen und der Art der Verwertung Beeinträchtigungen des Wohls der Allgemeinheit nicht zu erwarten sind, insbesondere keine Schadstoffanreicherung im Wertstoffkreislauf erfolgt. (§7 Abs. 3 Satz 3 KrWG)

Sickerwasserprognose:

Abschätzung der von einer Verdachtsfläche, altlastverdächtigen Fläche, schädlichen Bodenveränderung oder Altlast ausgehenden oder in überschaubarer Zukunft zu erwartenden Schadstoffeinträge über das Sickerwasser in das Grundwasser, unter Berücksichtigung von Konzentrationen und Frachten und bezogen auf den Übergangsbereich von der ungesättigten zur wassergesättigten Zone. (§2 Abs. 1 Satz 5 BBodSchV)

V

Verfüllung:

Verfüllung im Sinne dieses Gesetzes ist jedes Verwertungsverfahren, bei dem geeignete, nicht gefährliche Abfälle zur Rekultivierung von Abgrabungen oder zu bautechnischen Zwecken bei der Landschaftsgestaltung verwendet werden. (§3 Abs. 25a Satz 1 KrWG)

Verwertung:

Verwertung ist jedes Verfahren, als dessen Hauptergebnis die Abfälle innerhalb der Anlage oder in der weiteren Wirtschaft einem sinnvollen Zweck zugeführt werden, indem sie entweder andere Materialien ersetzen, die sonst zur Erfüllung einer bestimmten Funktion verwendet worden wären, oder indem die Abfälle so vorbereitet werden, dass sie diese Funktion erfüllen. (§3 Abs. 23 Satz 1 KrWG)

2 Mineralische Baustoffe

Zum Einstieg in die Thematik wird nachfolgend kurz erläutert, in welche Kategorie von Baustoffen sich Erdaushub und Bauschutt einordnen lassen. Anschließend wird der Lebenszyklus anhand der Wertschöpfungskette belichtet. Im letzten Abschnitt des Kapitels werden die Kausalitäten bei der Analytik, Bewertung und Zuordnung von Bau- und Abbruchabfällen erläutert.

2.1 Allgemein

Baustoffe und Baumaterialien bilden eine entscheidende Grundlage für das volkswirtschaftliche Zusammenleben unserer Gesellschaft. Wohn- und Arbeitsstätten sowie der sukzessiv voranschreitende Ausbau der Infrastruktur, basiert auf der zielgerichteten Nutzbarmachung und empirischen Weiterentwicklung der Baustoffe. Dies alles ermöglicht der Menschheit erst den heutigen sozialen und technologischen Standard.

Das Vorhandensein derartig vieler und umfangreicher Baustoffe ist mittlerweile so selbstverständlich, dass wir die Ressource oftmals nicht mehr wertschätzen. Neue Baustoffe und Baustoffkombinationen werden umfangreich verwendet, um den Bedürfnissen einer stetig anwachsenden Weltbevölkerung gerecht zu werden. Diese globale Inanspruchnahme der in begrenztem Maß zur Verfügung stehenden Naturressourcen stellt die Baubranche als auch andere Wirtschaftszweige vor noch nicht dagewesene Herausforderungen im Bereich Umwelt, Natur und Nachhaltigkeit. Durch diesen Umstand wird es notwendig, Ausgangsstoffe, die natürlichen Vorkommen entnommen wurden, nach ihrer Lebenszeit zurückzugewinnen und als Rezyklat wiederzuverwenden. (7)

Baustoffe werden hinsichtlich ihres stofflichen Aufbaus in organisch und anorganisch unterteilt. Ein organischer Baustoff ist in Anlehnung an die Ausführungen der organischen Chemie ein Material, welches Kohlenstoffverbindungen enthält. Organische Stoffe wie Kunststoff, Holz oder auch Naturfasern gelten in der Regel als brennbare Substanzen und lassen sich dadurch gut von den inerten mineralischen Baustoffen, wie Beton, Ziegel, Lehm, Ton oder Sand abgrenzen. (7)

Da sich diese wissenschaftliche Ausarbeitung vor allem auf die Entsorgung von Erdaushub und Bauschutt beschränkt, wird nachfolgend primär der Bereich anorganischer Baustoffe respektive natürlich-mineralischer Baustoffe betrachtet. Nachfolgende Abbildung gibt einen Überblick über die Einteilung der Baustoffe nach ihrer stofflichen Zusammensetzung.

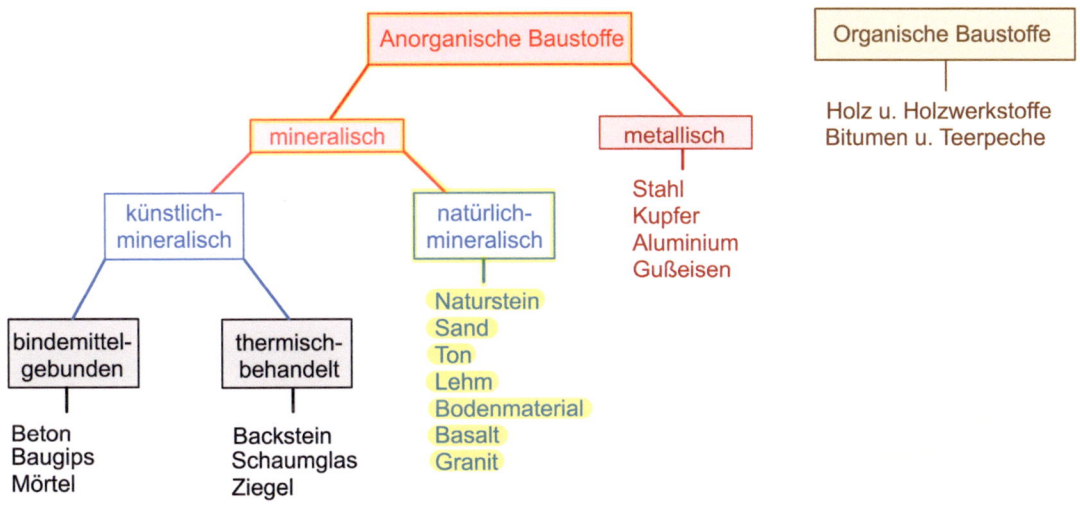

Abbildung 2   Baustoffeinteilung nach ihrer stofflichen Zusammensetzung [Eigene Darstellung, 04.11.2021]

Als mineralische Baustoffe werden jene Materialien bezeichnet, die aus anorganischen, nicht-metallischen Rohstoffen bestehen. Gemäß Abbildung 2 können diese weiterhin in natürlich-mineralisch, wie beispielsweise Naturstein, Sand oder Lehm und künstlich-mineralisch, wie Beton oder Mörtel unterteilt werden. (7)

Mineralische Baustoffe charakterisieren sich durch einen porösen Aufbau, welcher den Transport von Luft als auch Feuchtigkeit ermöglicht. Andere anorganische Baustoffe wie beispielsweise Metalle, weisen keine vergleichbare Porosität auf.

Neben homogenen Einkomponenten-Baustoffen (Sand, Splitt, Kies, Naturstein, Lehm, u.v.m) existieren im modernen Baugewerbe eine Vielzahl heterogener Mehrkomponenten-Baustoffe und Materialkombinationen, die eine eindeutige Zuordnung nach obigen Kriterien nicht zulassen. Dieser Umstand kann nicht nur bei der Bauausführung zu Problemen und folgenden Bauschäden führen, sondern auch nach der Lebenszeit respektive beim Abbruch und der Entsorgung. Für ein hochwertiges Recycling beziehungsweise eine bestmögliche stoffliche Verwertung der mineralischen Baustoffe, bei der die wertgebenden Eigenschaften zurückgewonnen werden können, sind umfassende Verfahren erforderlich. (7)

Sofern ein hochwertiges Recycling möglich ist, können Primärrohstoffe gemäß Abbildung 2 durch mineralische Ersatzbaustoffe substituiert werden. Der Begriff Ersatzbaustoff kann als Synonym für Sekundärbaustoff verwendet werden und bezeichnet gütegesicherte Recycling-materialien sowie mineralische Abfälle oder Nebenprodukte aus thermischen Prozessen. Die Verwendung mineralischer Ersatzbaustoffe im Sinne der geplanten Mantelverordnung (vgl. Kapitel 3.5 Aktuelles: Ersatzbaustoffverordnung (EBV) im Rahmen der Mantelverordnung) soll das Bauen mit Recyclingbaustoffen fördern und zu mehr Ressourceneffizienz im Bauwesen beitragen. (8)

Da das Inkrafttreten der Ersatzbaustoffverordnung erst für das Jahr 2023 geplant ist, werden mineralische Baustoffe (u. a. Erdaushub und Bodenmaterial) wie bisher gemäß den geltenden Rechtsvorschriften zu entsorgen sein. Die folgenden Kapitel der Ausarbeitung beschäftigen sich mit der Thematik rund um die Entsorgung von mineralischen Bauabfällen. Der Fokus liegt dabei vorangestellt auf dem Bodenmaterial, welches nach europäischer Abfallverzeichnis-Verordnung „AVV" mit dem Schlüssel 17 05 03* und 17 05 04 gekennzeichnet ist.

2.2   Wertschöpfungskette mineralischer Baustoffe

Die länderoffene Arbeitsgruppe „Ressourceneffizienz" LAGRE legte am 7.April 2020 ein Positionspapier mit Empfehlungen zur Förderung der Ressourceneffizienz im Bauwesen nieder. Die richtungsweisenden Bereiche sind folgende (8):

- Ressourcenschonendes Bauen durch Kreislaufwirtschaft
- Ressourcenschonendes Bauen durch Digitalisierung / Planung / Umnutzung
- Selektiver Rückbau, Wiederverwendung und hochwertiges Recycling
- Verstärkter Einsatz von Recyclingbaustoffen
- Verstärkter Einsatz von nachwachsenden Rohstoffen (8)

Damit jedoch ein ressourceneffizientes Bauen gelingen kann, muss der gesamte Lebenszyklus mineralischer Baustoffe betrachtet und analysiert werden. Nachfolgendes Kapitel verschafft einen Überblick über die Wertschöpfungskette mineralischer Baustoffe und erzeugt anhand von Grafiken einen quantitativen Überblick der bedeutendsten Stoffströme.

Mineralische Baustoffe (s. Kapitel 2.1) durchlaufen innerhalb ihres Lebenszyklus unterschiedlichste Wege in unserer Wirtschaft. Dabei befinden sie sich in einem der folgenden drei Stadien:

1. Gewinnung als natürlicher Rohstoff
2. Gebunden in der Nutzungsphase
3. Entsorgung durch Verwertung oder Beseitigung

Abbildung 3 zeigt eine vereinfachte Darstellung der Wertschöpfungskette mineralischer Baustoffe. In dieser Grafik sind die drei Lebensstationen von außen nach innen dargestellt. Anhand der Breite der Kreise respektive der Stoffströme wird schematisch angedeutet, welche quantitative Bedeutung diesem Pfad zukommt.

Der äußerste Kreis „Mining" steht für den Abbau der natürlichen Rohstoffe. Sie werden aus der Natur als Ausgangsprodukte gewonnen und zum Verbrauch beziehungsweise zur industriellen Verarbeitung bereitgestellt. Beispielsweise wäre hier der Abbau von Schottermaterial, welches im Straßenbau oder auch im Rohrleitungstiefbau verwendet wird zu nennen. Wie bereits angedeutet, können diese Primärrohstoffe dabei auf verschiedenste Wege in die Wertschöpfungskette treten. (8)

Die zweite Lebensphase kann als die sogenannte Nutzungsphase definiert werden. In der Fachliteratur wird dieses Stadium auch als „Urban Mining" bezeichnet. Urban Mining bedeutet so viel wie Bergbau in städtischen Gebieten beziehungsweise Stadtschürfung. Das Prinzip sieht dabei eine dicht besiedelte Stadt als riesige Rohstofflagerstätte an, aus der gebundene Rohstoffe als Sekundärrohstoffe zurückgewonnen werden könnten. Die Sekundärrohstoffe existieren in der Nähe weiterer potentieller Einsatzorte und müssen so nicht in weit entfernten Minen gewonnen und importiert werden. (9)

In diesem Stadium werden Rohstoffe entweder direkt verwendet (z.B. Sand zum Unterbauen und Ummanteln einer neu verlegten Kanalleitung), als Mehrkomponenten-Baustoff (z.B. Stahlbeton in Ingenieurbauwerken) gebunden oder durch das angesprochene System des „Urban Mining" vor Ort gewonnen und als Recycling wiederverwertet.

Speziell die Wiederverwendung respektive das Recycling mineralischer Baustoffe bringt neue Stoffkreisläufe in der Urbanen Mine hervor. Abbildung 3 deutet jedoch durch eine geringe Pfadbreite an, dass diese derzeit noch marginal sind.

Letztendlich treten die Baustoffe nach ihrer Lebenszeit dann aus der Wertschöpfungskette aus, wenn sie beseitigt, genauer gesagt deponiert werden. Die Stoffpfade in Richtung des inneren Kreises „Landfill"[1] deuten darauf hin, dass dies für den Großteil der Baustoffe zutrifft. (vgl. Abbildung 3)

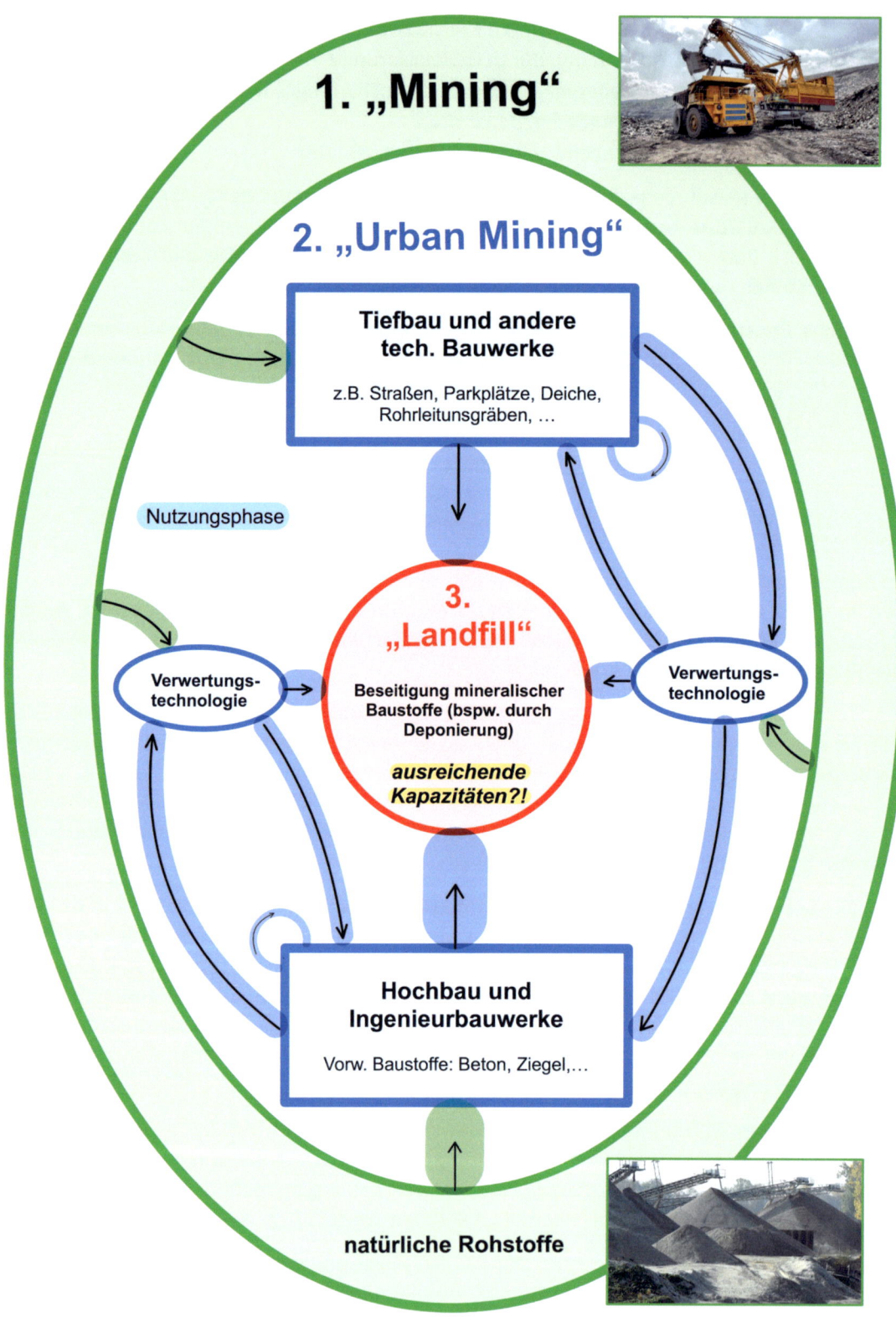

Abbildung 3   Schematische Darstellung der Wertschöpfungskette mineralischer Baustoffe
[Eigene Darstellung, in Anlehnung an (8), 05.11.2021]

[1] Landfill (engl.): Deponie

Die schematische Darstellung der Wertschöpfungskette zeigt eindeutig, dass es sich zum gegenwärtigen Zeitpunkt nicht um einen Kreislauf, sondern eher um eine Art „Einbahnstraße mit drei Stufen" handelt. Natürliche Rohstoffe werden abgebaut, verwendet und anschließend auf der Deponie beseitigt. An dieser Stelle stoßen wir jedoch auf mehrere Probleme und gelangen somit zu dem Hauptthema dieser Bachelorarbeit.

Was geschieht, wenn die sichere und nachhaltige Beseitigung mineralischer Baustoffe wie Bauschutt oder Erdaushub auf regionalen Deponien nicht mehr gegeben ist?

2.3   Schadstoffe

In Anlehnung an die Schilderungen zur Wertschöpfungskette aus vorherigem Kapitel, wird anschließend beschrieben, welche potentiellen Schadstoffe in mineralischen Baustoffen enthalten sein können. Schadstoffe sind per Definition Stoffe, die geeignet sind, die Gesundheit von Menschen, Tieren, Pflanzen oder anderen Sachen von bedeutendem Wert zu schädigen. Des Weiteren können Schadstoffe dazu führen, ein Gewässer, die Luft oder den Boden nachhaltig zu verunreinigen respektive zu verändern. (10)

Um die Untersuchung einzugrenzen, wird lediglich Bodenaushub im Sinne der Technischen Regel für die Verwertung - Teil II.1.2.1 – LAGA Mitteilung 20 betrachtet.

Gemäß dieser technischen Regel ist Bodenaushub „natürlich anstehendes und umgelagertes Locker- und Festgestein (DIN 18196), das bei Baumaßnahmen ausgehoben oder abgetragen wird. Boden mit mineralischen Fremdbestandteilen (z.B. Bauschutt, Schlacke, Ziegelbruch) bis zu 10 Vol.-%; Bodenaushub mit mineralischen Fremdbestandteilen > 10 Vol.-% wird als „Bauschutt" behandelt. Boden, der in Bodenbehandlungsanlagen (z.B. Bodenwaschanlagen, Biobeeten) gereinigt worden ist." (11)

Bodenmaterial respektive Aushubmaterial fällt bei Bauarbeiten jeglicher Art an. Ob bei der Herstellung einer Baugrube, dem Verlegen von Rohrleitungen oder klassischen Trassierungsmaßnahmen für Straßen und Gleise. Je nach Herkunft und Vorgeschichte kann der Boden jedoch mit unterschiedlichen Stoffen beschaffen sein. Die Schadstoffe im Boden führen zu einer Beeinträchtigung der Verwertungsmöglichkeiten. Je nach geplanter Nutzung und vorhandener Einbaubedingungen existieren unterschiedliche Anforderungen an den Schadstoffgehalt im Boden. Hierbei ist die Unterscheidung zwischen anthropogener[2] und geogener[3] Vorbelastung essenziell. Denn oftmals ist der natürliche Mineralbestand geogen belasteter Rohstoffe der Auslöser für die Bewertung „schadstoffhaltig".

Vor jeder Baumaßnahme bei der Bodenmaterial ausgehoben wird ist zu prüfen, ob mit Bodenbelastungen zu rechnen ist. Die LAGA Mitteilung 20 schlägt folgendes Untersuchungskonzept vor:

Zunächst ist durch Inaugenscheinnahme des Materials und Auswertungen vorhandener Unterlagen zu prüfen, ob mit einer Schadstoffbelastung zu rechnen ist. Aus den Ergebnissen dieser Vorerkundung ist zu entscheiden, ob zusätzlich analytische Untersuchungen durchzuführen sind. Diese sind meistens nicht erforderlich, wenn keine Hinweise auf anthropogene[2] Veränderungen und geogene[3] Stoffanreicherungen vorliegen oder geringe Mengen (bis 200 m³) an nicht spezifisch belastetem Boden mit geringem Anteil (bis 10 Vol.-%) an mineralischen Fremdbestandteilen vorhanden sind. (11)

---

[2] anthropogen: [menschengemacht] durch den Menschen beeinflusst, verursacht (45)
[3] geogen: [auf natürliche Weise] in der Erde vorhanden (45)

Sollte jedoch ein Verdacht auf Schadstoffgehalte vorliegen, so muss in jedem Fall eine chemi-sche Untersuchung durchgeführt werden. Das Material ist in Abhängigkeit der geplanten Ent-sorgung auf die in Abbildung 4 dargestellten Parameter zu untersuchen. Dabei wird das Bo-denmaterial auf die Parameter einmal im Feststoff und einmal im Eluat[4] analysiert. Anhand der aufgelisteten Grenzwerte kann anschließend die Zuordnung zu einer Einbauklasse nach dem Merkblatt 20 der LAGA erfolgen (s. Kapitel 2.4).

Nachstehende Grafik (Abbildung 4) zeigt die zu untersuchenden Parameter mit den dazugehö-rigen Zuordnungswerten gemäß LAGA M 20 für den Einbau in technische Bauwerke.

Parameter	Dimension	Z 1	Z 2
Arsen	mg/kg TS	45	150
Blei	mg/kg TS	210	700
Cadmium	mg/kg TS	3	10
Chrom (gesamt)	mg/kg TS	180	600
Kupfer	mg/kg TS	120	400
Nickel	mg/kg TS	150	500
Thallium	mg/kg TS	2,1	7
Quecksilber	mg/kg TS	1,5	5
Zink	mg/kg TS	450	1500
Cyanide, gesamt	mg/kg TS	3	10
TOC	(Masse-%)	1,5	5
EOX	mg/kg TS	3 [1)]	10
Kohlenwasserstoffe	mg/kg TS	300 (600) [2)]	1000 (2000) [2)]
BTX	mg/kg TS	1	1
LHKW	mg/kg TS	1	1
PCB[4)]	mg/kg TS	0,15	0,5
PAK$_{16}$	mg/kg TS	3 (9) [3)]	30
Benzo(a)pyren	mg/kg TS	0,9	3

Schwer-metalle

Salze / Verbindungen der Blausäure
Gesamter organischer Kohlenstoffe
Extrahierbare organisch gebundene Halogene

Benzol, Toluol, Xylolisomere
Leichtflüchtige halogenierte Kohlenwasserstoffe
Organische Chlorverbindungen
Polyzyklische aromatische Kohlenwasserstoffe

Organische Verbindungen

→ 1. Prioritäre Stoffe
→ 2. Prioritäre Stoffe
→ 3. Prioritäre Stoffe

Abbildung 4   Zuordnungswerte gemäß LAGA M 20 für den Einbau in technische Bauwerke (Feststoffgehalte im Bodenmaterial) (4)

Dargestellte Stoffe können zu einer chemischen Veränderung von Oberflächengewässern, zur Akkumulation von Schadstoffen in den Ökosystemen, zur Zerstörung von Lebensräumen, zur Beeinträchtigung der biologischen Vielfalt oder zur Schädigung der menschlichen Gesundheit führen. Beispielsweise kann die Verschmutzung von Oberflächengewässern durch illegales Deponieren von belastetem Erdaushub nahe eines Fluss- oder Bachlaufes eine Gefahr für die aquatische[5] Fauna darstellen, welche zu akuter und chronischer Vergiftung der Wasserlebewe-sen führen kann. (10)

---

[4] Eluat/Elution: das Herauslösen von adsorbierten Stoffen aus festen Adsorptionsmitteln (45)
[5] aquatisch: dem Wasser zugehörend, im Wasser befindlich, lebend, entstanden (45)

Der erste Block der zu untersuchenden Stoffe sind die Schwermetalle. Sie sind natürliche Bestandteile der Böden und Gesteine und daher in unterschiedlichen Konzentrationen je nach Region und geogener Vorbelastung vorhanden. Durch bodenbildende Prozesse wie Verwitterung oder Verlehmung kommt es zu Ab- und Anreichung von Schwermetallen in den einzelnen Bodenhorizonten. Wichtig für diese kurze Betrachtung ist zu verstehen, dass nicht nur die hydrogeologischen und geotechnischen Parameter dieser lokalen Anreicherungen für umweltrelevante Themen von Bedeutung sind, sondern vor allem die Art der Bindung der Schwermetalle und somit auch ihre Pflanzenverfügbarkeit[6] beziehungsweise ihre Mobilität in den Böden. (10)

Das mobilste aller Schwermetalle in den Böden ist dabei Cadmium [Cd]. Aufgrund dessen hoher Mobilität ist es gut für biologische Organismen verfügbar. Das bedeutet, dass Pflanzen Cadmium leicht aufnehmen können. Dadurch kann es zu einem reduzierten Wachstum oder Ernteertrag kommen. (10)

Unter den organischen Stoffen gelten vor allem auch die polyzyklisch aromatischen Kohlenwasserstoffe „PAK's" als bedeutsame Gefährdung. PAK-Anreicherungen in Böden können einerseits durch Ablagerung aus der Atmosphäre und andererseits durch lokale Punktquellen wie Altlastenstandorte (Teerfabriken), Aufschüttungen oder Straßenbauabfälle in den Untergrund gelangen. Polyzyklische aromatische Kohlenwasserstoffe sind für die Umwelt und den Menschen daher beunruhigend, da sie ab einer gewissen Konzentration krebserregende und erbgutverändernde Eigenschaften besitzen. (10)

Die Erläuterung weiterer Schadstoffe würde im Zuge dieser wissenschaftlichen Ausarbeitung zu weit vom Thema abschweifen. Es bleibt jedoch abschließend festzuhalten, dass es essenziel wichtig für Mensch und Natur ist, Quellen von Schadstoffablagerungen in Baustellen zu identifizieren und damit die Anreicherung anderer Standorte oder Ablagerungsstätten zu verhindern. Wie die Materialien bewertet und anschließend für den Wiedereinbau in technischen Bauwerken zugeordnet werden, vertieft Kapitel 2.4.

In ANHANG 1 kann eine Gesamtübersicht für die Zuordnungswerte Boden und Bauschutt gemäß LAGA M 20 eingesehen werden.

---

[6] Pflanzenverfügbarkeit: Maß der Verfügbarkeit von Stoffen aus beispielsweise Böden für die Pflanzen (45)

2.4   Analysen, Bewertungskriterien und Zuordnung

Über die in Kapitel 2.3 genannten Parameter kann der Boden nach umfangreichen und oftmals zeitintensiven Analysen einer Einbauklasse zugeordnet werden. Wie bereits zuvor erwähnt findet die Untersuchung der Parameter des Materials einmal im Feststoff und einmal im Eluat statt. Dies Vorgehen resultiert aus den gestellten Anforderungen an den Boden- und Grundwasserschutz (vgl. Bundes-Bodenschutzgesetz [BBodSchG] und Bundes-Bodenschutzverordnung [BBodSchV]).

In Hessen existieren zur Bewertung von Bauschutt oder Bodenaushub insgesamt vier verschiedene Analyseverfahren. Die Beprobung kann nach der LAGA – Mitteilung 20, der Deponieverordnung, der Hessischen Verfüllrichtlinie Tabelle 2 oder der Tabelle 3 durchgeführt werden. Abhängig vom gewählten Analyseverfahren kann es zu unterschiedlichen Einstufungen der Materialien kommen. Ab dem 1. August 2023 kommt durch die Ersatzbaustoffverordnung ein weiteres Analyseverfahren hinzu, welches vor allem die LAGA Mitteilung 20 ergänzen beziehungsweise ablösen soll. Bis dahin ist jedoch die LAGA M 20 als wesentliches Instrument zur Charakterisierung der Entsorgungseigenschaften von Baumaterialien anzusehen und wird deshalb in diesem Bericht exemplarisch für die restlichen Verfahren vorgestellt.

Um ein Material im Labor zu analysieren, muss es zuvor dem Boden entnommen werden. Die Auswahl der Beprobungspunkte hängt dabei von der Größe und der Art des Bauwerkes ab und orientiert sich an den Vorgaben der DIN 4020[7]. (11)

Bei der Entnahme von Bodenproben ist erhöhte Aufmerksamkeit gefordert. Prof. Dr. rer. nat. Frank Bär von der Agentur für Bodenaushub Zwickau, schätzt die fehlerhafte Untersuchung beziehungsweise die Falschinterpretation durch nicht repräsentative Probenahme in einem Seminar vom 24.11.2021 extrem hoch ein. Praxiserfahrungen zeigen beispielsweise, dass bei Böden unterhalb von Asphaltschichten oftmals mit erhöhten MKW- und PAK-Anteilen zu rechnen ist. Die Ursache liegt jedoch meistens daran, dass grobe bis sehr feine Asphaltanteile bei der Probenahme entnommen werden. (12)

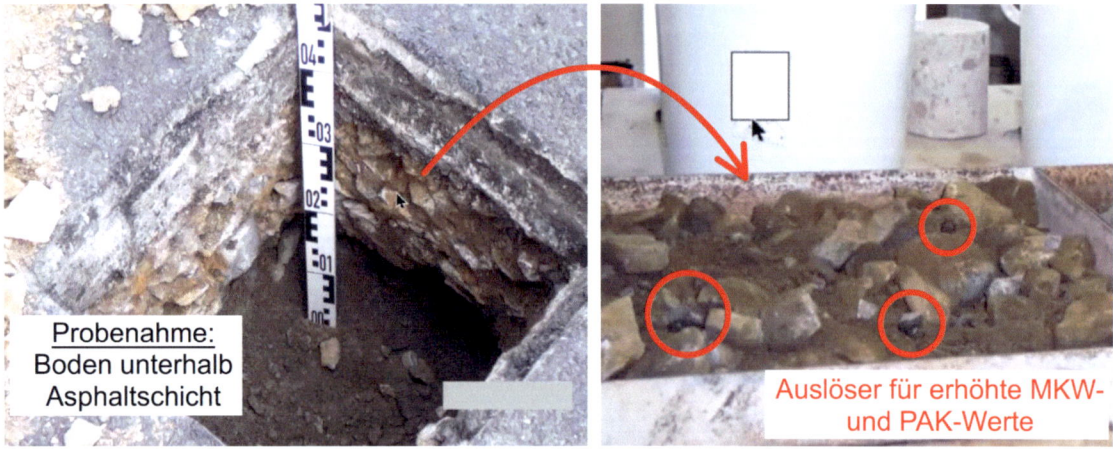

Abbildung 5   Fehlerhafte Untersuchung und Falschinterpretation durch unbrauchbare Probeentnahme (12)

Nachdem die Bodenprobe entnommen, analysiert und über die Schadstoffparameter einer entsprechenden Einbauklasse zugeordnet werden konnte, stellt sich nun die Frage, was die Einbauklasse für die weitere Verwertung bedeutet. Dies ist wichtig zu erläutern, um unabhängig von dem Ergebnis der Forschungsfrage, mögliche Verwertungswege aufzuzeigen, welche einen kreislaufgerechten Umgang mit Sekundärbaustoffen fördern.

---

[7] DIN 4020: Geotechnische Untersuchungen für bautechnische Zwecke – Ergänzende Regelungen zu DIN EN 1997-2

In erster Linie berücksichtigen die von der Länderarbeitsgemeinschaft Abfall aufgestellten Einbauklassen die Beschaffenheit, die Herkunft, die geplante Einbauart sowie lokale Standortbedingungen am Einbauort. Damit soll eine großräumige Schadstoffverteilung der in Kapitel 2.3 genannten Parameter begrenzt und durch Beschränkungen der Einbaumöglichkeit verhindert werden. Die LAGA definiert dazu in ihrer Mitteilung 20 insgesamt sechs verschiedene Einbauklassen. (11)

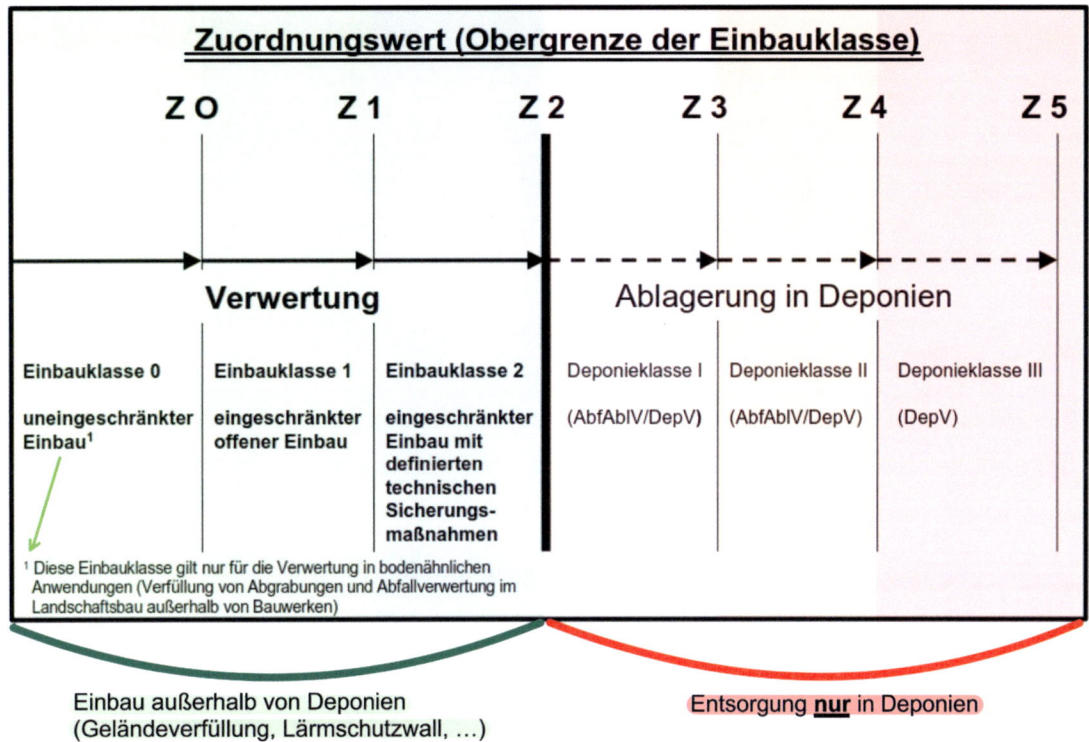

Abbildung 6   Darstellung der Einbauklassen gemäß LAGA M 20 (11)

Die erste Einbauklasse Z0 erlaubt die uneingeschränkte Verwertung von Bodenmaterial in bodenähnlichen Anwendungen (s. Abbildung 6). Bei dieser Einbauklasse steht die Wiederherstellung der natürlichen Bodenfunktion, so wie sie vorgefunden wurde, an erster Stelle. Die Schadstoffgehalte bei diesem Zuordnungswert kennzeichnen den natürlichen Boden.

Innerhalb dieser Einbauklasse wird nochmals zwischen Z0 und Z0* unterschieden. Material, welches die Zuordnungswerte Z0 einhält darf auch uneingeschränkt in der Nähe von Trinkwasser- und Heilquellenschutzgebieten verwendet werden. Die Zuordnungswerte für Z0* erlauben einen höheren Anteil an Schadstoffen und sind somit nur für die Verfüllung von Abgrabungen unterhalb der durchwurzelten Bodenschichten zulässig. Die Verfüllung darf dabei nur außerhalb von Trinkwasser- und Heilquellenschutzgebieten erfolgen. Das Material der Einbauklasse Z0* ist anschließend mit einer mindestens 2,00 m dicken Schicht aus Bodenmaterial abzudecken. Dieses Material muss je nach Folgenutzung die Vorgaben der Bundes-Bodenschutzverordnung § 12 BBodSchV einhalten. Demnach kann es je nach Standort auch zu größerer Mächtigkeit kommen. Überdies sollte bei Einbau von Bodenmaterial der Qualität Z0 oder Z0* ein Abstand von mehr als einem Meter zum Grundwasserspiegel gehalten werden (s. Abbildung 7 und Abbildung 8). (11)

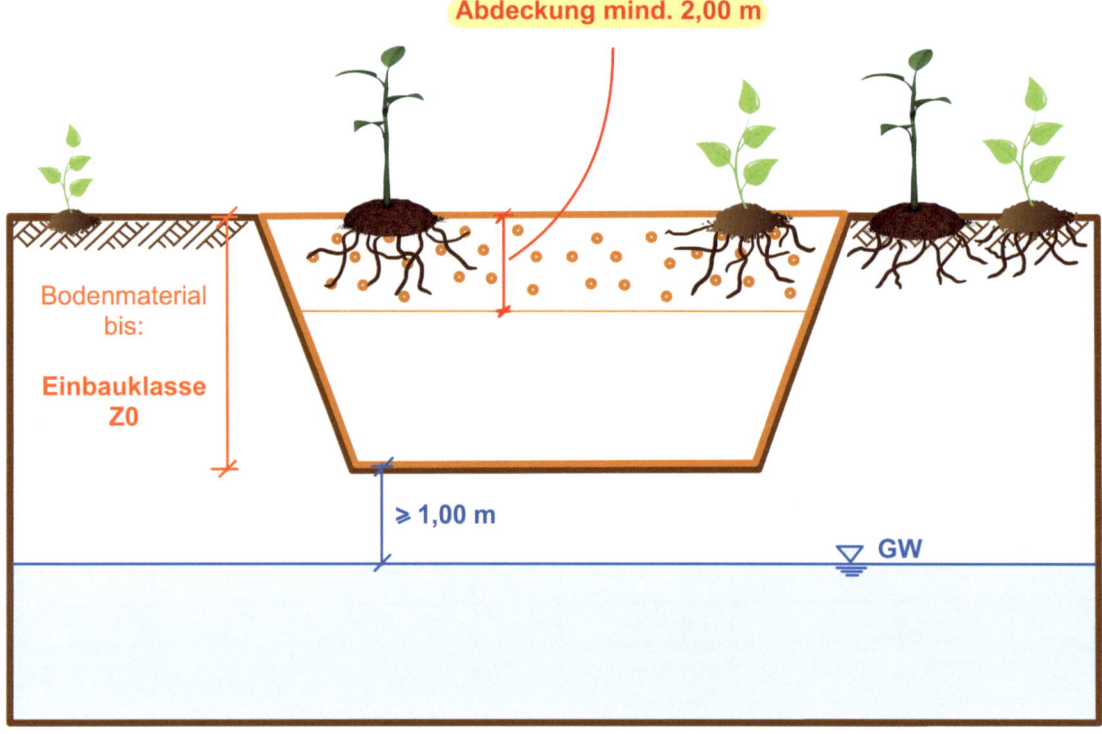

Abbildung 7   **Z0** *- Uneingeschränkter Einbau – Verwertung in bodenähnlichen Anwendungen [Eigene Darstellung, in Anlehnung an (11), 07.11.2021]*

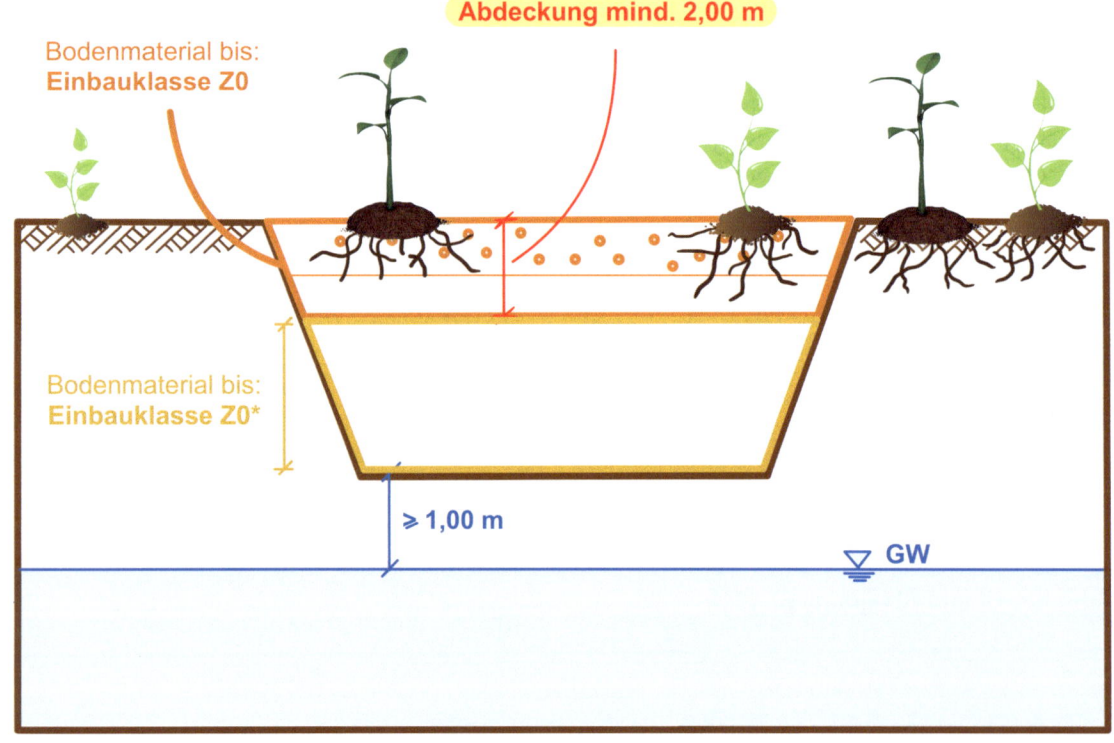

Abbildung 8   **Z0*** *- Verfüllung von Abgrabungen - Verwertung unterhalb durchwurzelbarer Bodenschichten [Eigene Darstellung, in Anlehnung an (11), 07.11.2021]*

Die im folgenden Abschnitt vorgestellten Einbauklassen (Einbauklasse 1 und 2) regeln den eingeschränkten Einbau in technische Bauwerke. Einbauklasse 1 beschränkt den Einbau mineralischer Abfälle, die „offen" eingebaut werden dürfen. „Offen" bedeutet in diesem Kontext, dass die Bauwerke (z.B. ein Damm) wasserdurchlässig sind. Somit können Stoffe aus dem eingebauten Material über das Regenwasser in den Boden oder auch Grundwasserleiter gelangen. Aus Sicht des Boden- und Grundwasserschutzes ist dabei vor allem die Einhaltung der Eluatkonzentration maßgebend. Die Einbauklasse Z1 „eingeschränkter offener Einbau" berücksichtigt, ob im Bereich des Verwertungsstandortes günstige oder ungünstige hydrologische Bedingungen vorliegen und untergliedert demnach in die Zuordnungswerte Z1.1 und Z1.2. (11)

Durch Einhaltung der Zuordnungswerte Z1.1 für ungünstige hydrologische Standortbedingungen wird sichergestellt, dass keine nachteiligen Veränderungen des Grundwassers auftreten. Die im Sickerwasser zu erwartenden Schadstoffgehalte unterhalb der eingebauten Schichten entsprechen der Geringfügigkeitsschwelle. Die Geringfügigkeitsschwelle ist jene Konzentration, bei der trotz einer Erhöhung der Stoffgehalte keine relevanten ökotoxischen Auswirkungen im Grundwasser auftreten. (11); (13)

Darüber hinaus können mineralische Abfälle in hydrologisch günstigen Gebieten mit Schadstoffgehalten bis zu dem Zuordnungswert Z1.2 eingebaut werden. Als hydrologisch günstige Gebiete gelten Standorte, bei denen der Grundwasserleiter durch ausgedehnte und entsprechend mächtige Bodenschichten geschützt ist. Ein derartiges Rückhaltevermögen ist beispielsweise bei mindestens zwei Meter dicken Ton-, Schluff- oder Lehmschichten gegeben. Falls diese Gebiete nicht bereits landesspezifisch festgelegt sind, so müssen sie der genehmigenden Behörde durch ein Gutachten nachgewiesen werden. (11)

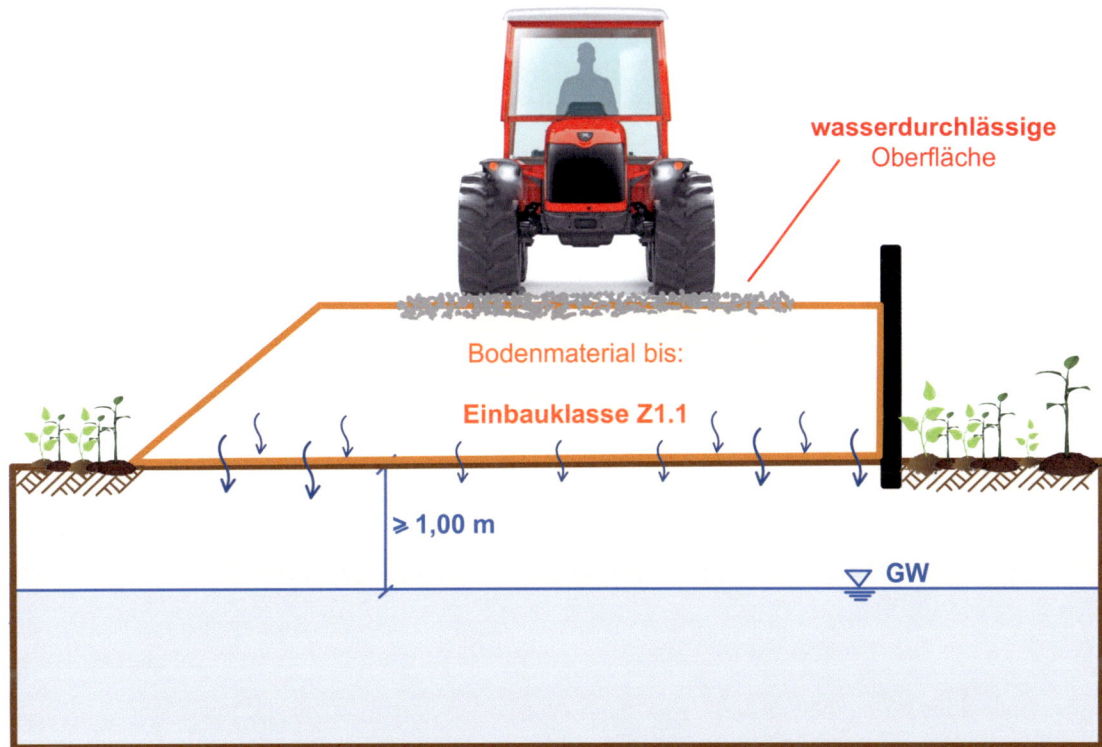

Abbildung 9   **Z1.1** – *Eingeschränkter offener Einbau bei* **ungünstigen** *hydrologischen Standortbedingungen [Eigene Darstellung, in Anlehnung an (11), 07.11.2021]*

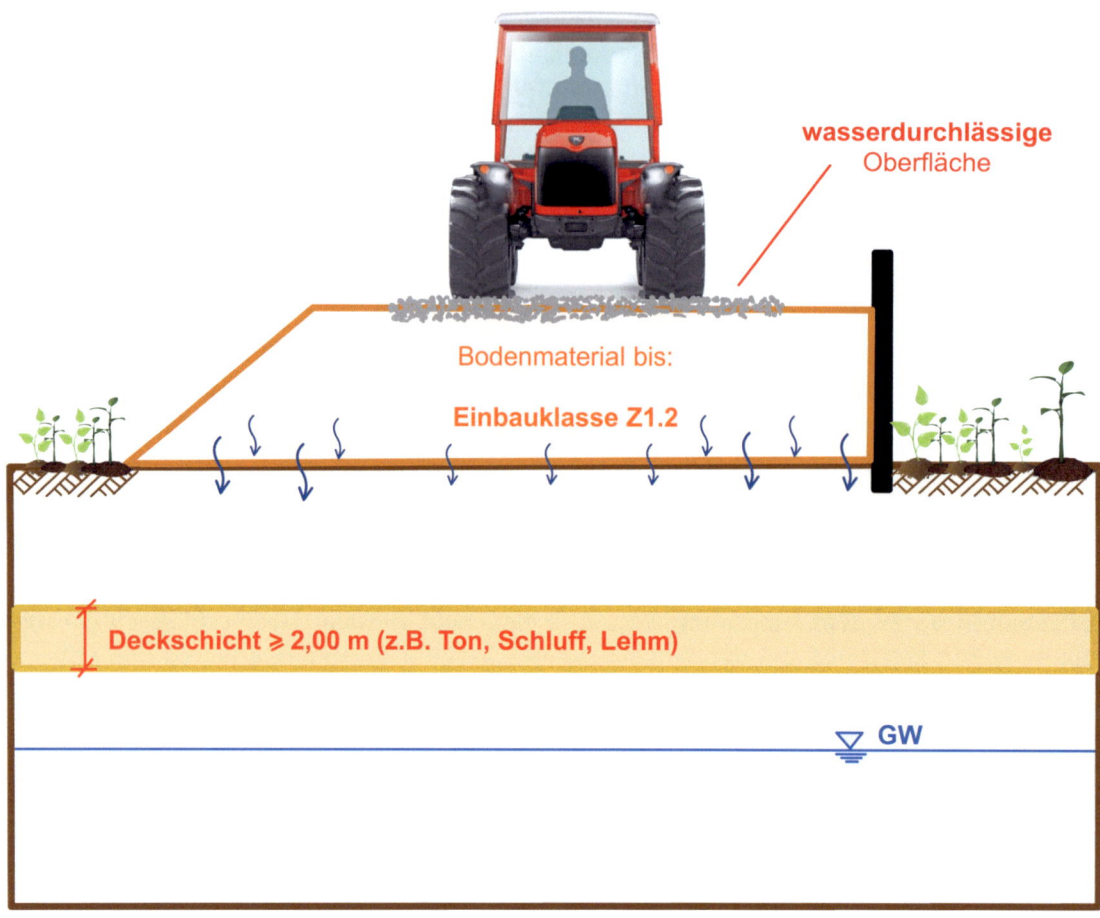

Abbildung 10   **Z1.2** – *Eingeschränkter offener Einbau bei* **günstigen** *hydrologischen Standortbedingungen [Eigene Darstellung, in Anlehnung an (11), 07.11.2021]*

Die Einbauklasse Z2 bildet die Obergrenze für Bodenmaterial, welches mit definierten technischen Sicherungsmaßnahmen eingebaut werden darf. Durch Sicherungsmaßnahmen oberhalb des verwerteten Materials soll verhindert werden, dass Schadstoffe in den Untergrund oder das Grundwasser gelangen. Entscheidend für die Festlegung der Zuordnungswerte sind die geltenden Anforderungen an das Grundwasser. Des Weiteren bildet die Einbauklasse Z2 die Obergrenze für die Verwertung von mineralischen Bauabfällen im Geltungsbereich der LAGA Mitteilung 20. Erdaushub oder Bauschutt, welcher die Zuordnungswerte Z2 überschreitet, fällt unter den Geltungsbereich der Verordnung über Deponien und Langzeitlager (DepV) und muss auf entsprechenden Deponien beseitigt werden. (11)

Bei Unterschreitung der Zuordnungswerte Z2 ist der Einbau in bestimmten Bauvorhaben möglich. Einerseits gehören dazu große Erdbaumaßnahmen in hydrologisch günstigen Gebieten (z.B. Lärmschutzwände, Straßendämme) und andererseits Straßen- und Wegebauten, befestigte Industrie- und Gewerbeflächen oder sonstige Verkehrsflächen wie zum Beispiel Flughäfen und Hafenbereiche. Abbildung 11 liefert weitere Details zu dieser Einbauklasse. Analog zu den Einbauklassen Z0 und Z1 sollte auch in dieser Einbauklasse der Abstand zwischen dem höchsten zu erwartenden Grundwasserstand und der Schüttkörperbasis mindestens ein Meter betragen. (11)

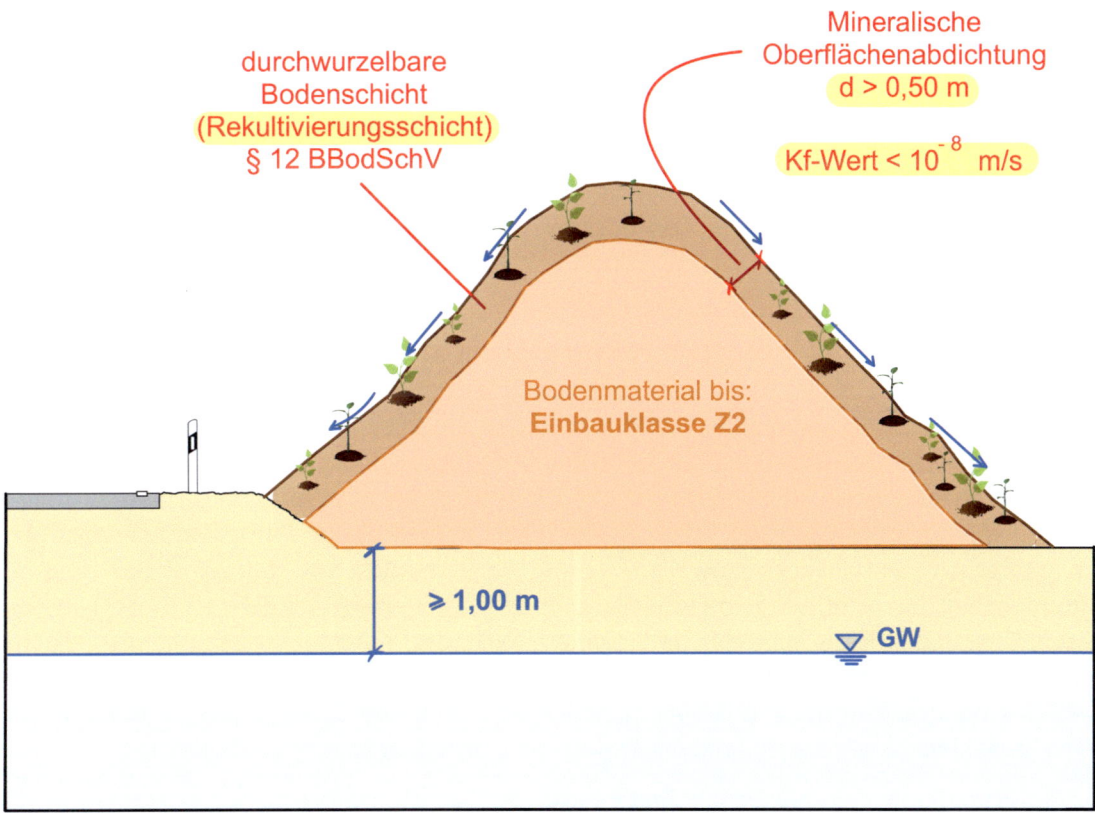

Abbildung 11   **Z2 – Eingeschränkter Einbau mit Sicherungsmaßnahmen – Lärmschutzwall (Erdbaumaßnahme)**
[Eigene Darstellung, in Anlehnung an (11), 07.11.2021]

2.5 Anforderungen an die stoffliche Verwertung

Bei der Verwertung respektive dem Einbau von mineralischen Abfällen in bauliche Anlagen, wie sie in vorherigem Kapitel beschrieben wurden (z.B. Verfüllungen, Dämme oder Straßen) gilt es in erster Linie folgende drei Anforderungen sicherzustellen:

1. Keine Besorgnis zur Verunreinigung des Grundwassers
2. Keine Besorgnis zur schädlichen Bodenveränderung
3. Keine Schadstoffanreicherung des umliegenden Bodens

Die gesetzlichen Regelungen und Vorschriften für die Verwertung haben sich über mehrere Jahre aus unterschiedlichen fachlichen Gremien entwickelt. Die Bund-Länderarbeitsgemeinschaft stellte in ihrer Mitteilung 20 eine Verzahnung zwischen den verschiedenen Bereichen her. Damit stellen sie beispielsweise sicher, dass wenn ein Abfall als verwertbar eingestuft wird, dass das am Einbauort entstehende Sickerwasser auch gleichzeitig den allgemein geltenden Anforderungen der Prüfwerte der Bundes-Bodenschutz- und Altlastenverordnung (BBodSchV) für den Pfad Boden-Grundwasser entspricht. Welche weiteren Anforderungen an den Grundwasserschutz als auch den Bodenschutz gestellt werden, wird nachfolgend erläutert. Die Erläuterungen können als zusätzliche Vertiefung von Kapitel 2.4 verstanden werden. (14)

Um das Grundwasser zu schützen, wurde 2009 das Wasserhaushaltsgesetz (WHG) auf Bundesebene verabschiedet. Die dort enthaltenen Regeln und Vorgaben sollen eine Verunreinigung des Grundwassers verhindern und definieren gleichzeitig, wann es überhaupt als verunreinigt einzustufen ist. Durch Zusammenarbeit der Länderarbeitsgemeinschaft Wasser (LAWA), der Länderarbeitsgemeinschaft Abfall (LAGA) und dem Landesamt für Bürger- und Ordnungsangelegenheiten (LABO) wurde ein Konzept entwickelt, welches die Grundsätze des **G**rundwasserschutzes bei **A**bfallverwertung und **P**rodukteinsatz (GAP – Konzept) regelt. (14)

Aus technischer beziehungsweise analytischer Sicht wird die sogenannte Sickerwasserprognose als wichtigstes Untersuchungsinstrument zur Beurteilung des Wirkungspfades Boden-Grundwasser herangezogen. Dabei wird der zu erwartende Schadstoffeintrag durch das Sickerwasser an dem Übergang von ungesättigter zu wassergesättigter Bodenzone untersucht und bewertet.

Anknüpfend an den Grundwasserschutz sind die Anforderungen des Bodenschutzes für die schadlose Verwertung gleichwertig zu beachten. Durch eine Verwertungsmaßnahme darf weder die Besorgnis zu einer schädlichen Bodenveränderung, noch eine Schadstoffanreicherung im umliegenden Boden entstehen. Rückblickend auf Unterkapitel 2.4 wurde bei der Verwertung mineralischer Abfälle zwischen „bodenähnlichen Anwendungen" (Einbauklasse Z0) und „technischen Bauwerken" (Einbauklasse Z1 und Z2) unterschieden. Bei Ersteren geht es darum, mit geeignetem Bodenmaterial die vorgefundene und natürliche Bodenfunktion nach Abschluss der Arbeiten wiederherzustellen. Daraus resultiert, dass von den zur Verwertung bestimmten Abfällen nicht nur keine schädliche Bodenveränderung und Schadstoffanreicherung des umliegenden Bodens ausgehen darf, sondern auch, dass nur geeignetes Bodenmaterial für die Verwertung in Frage kommt. Überdies ist das Verschlechterungsverbot gemäß § 12 Bundes-Bodenschutzverordnung (BBodSchV), welches vorschreibt, dass derartige Maßnahmen keine Verschlechterung der Bodenqualität nach sich ziehen, zu beachten. (15); (14)

Im Gegensatz dazu muss bei technischen Bauwerken (vgl. Z1 und Z2), die aus Kombination von mineralischen Primärbaustoffen und Abfällen hergestellt werden (z.B. Dämme, Lärmschutzwälle, Straßen, Wege, Gewerbeflächen, u.v.m) der Bodenschutz nur dahingehend gewährleistet sein, dass von diesen Stoffen insgesamt keine Besorgnis einer schädlichen Bodenveränderung oder Schadstoffanreicherung entsteht. Dies ist gegeben, wenn die Geringfügigkeitsschwelle im Sickerwasser unterhalb des Einbauortes nachweislich unterschritten wurde. (14)

3 Gesetzgebung und Politik

3.1 Einführung

Die Entsorgung von Abfällen aus dem privaten oder kommunalen Bereich ist in der heutigen Zeit absolute Pflicht und wichtige Aufgabe zur Daseinsvorsorge. Die nationale Abfallpolitik definiert als zentrales Anliegen die Vermeidung und umweltverträgliche Verwertung von Abfällen. In einem Vergleich zwischen dem heutigen Standard und der betriebenen Abfallentsorgung vor 100 Jahren sind erhebliche Unterschiede zu erkennen. Die Missstände damaliger Zeit resultieren nicht zuletzt aus fehlendem Wissen sowie technischen und politischen Rahmenbedingungen. Wie die abfallwirtschaftlichen Probleme gelöst wurden und wie daraus ein hochkomplexes Zusammenspiel aus europäischen und nationalen Gesetzen, wurde erläutert nachfolgendes Kapitel.

Folgende Grafik gibt einen ersten Überblick über die rechtlichen Rahmenbedingungen bei der Entsorgung mineralischer Bauabfälle. An dieser Stelle sei nochmals darauf hingewiesen, dass auch dieses Kapitel hauptsächlich von Bau- und Abbruchabfällen der Kategorie AVV 17 05 handelt.

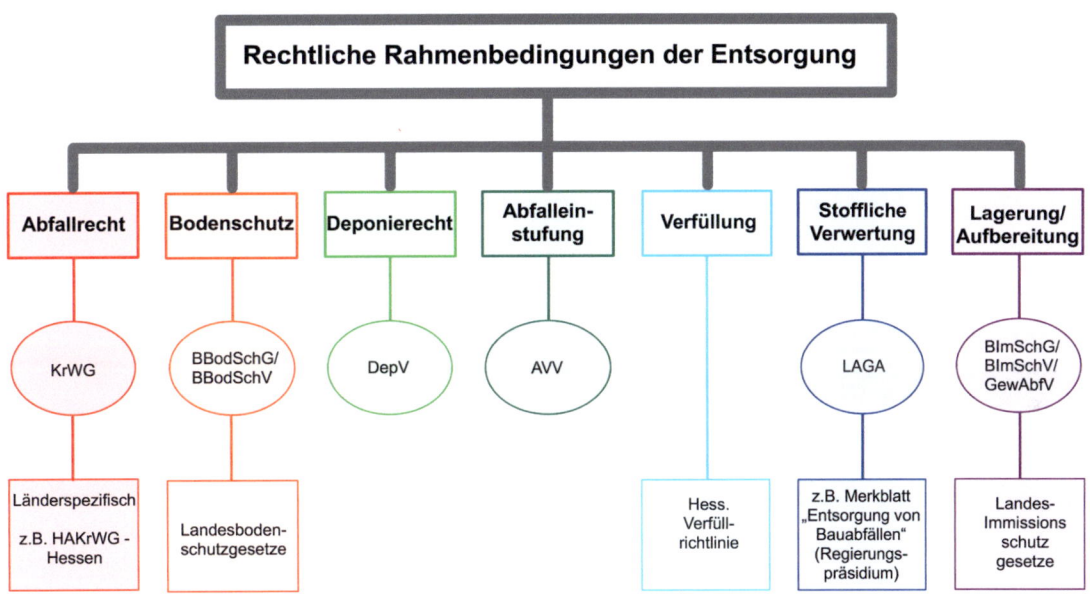

Abbildung 12   *Rechtliche Rahmenbedingungen bei der Entsorgung von Bau- und Abbruchabfällen [Eigene Darstellung, in Anlehnung an (16), 10.11.2021]*

Zu Beginn dieses Kapitels sind einige Fachwörter nach dem gesetzlichen und politischen Verständnis zusätzlich zu Kapitel 1.3 darzulegen. Wie Abbildung 12 erkennen lässt, bildet das Kreislaufwirtschaftsgesetz die Grundlage des deutschen Abfallrechtes.

Nach § 3 Abs. 1 Satz 1 KrWG sind Abfälle „alle Stoffe oder Gegenstände, derer sich ihr Besitzer entledigt, entledigen will oder entledigen muss. […]". (17)

„Der Besitzer muss sich von Stoffen oder Gegenständen entledigen, wenn diese aufgrund ihres konkreten Zustandes geeignet sind, dass Wohl der Allgemeinheit, insbesondere die Umwelt, zu gefährden […]", kann § 3 Abs. 4 entnommen werden.

Es bleibt nun zu klären, wann insbesondere Boden nach KrWG als Abfall gilt. In Anbetracht des zuvor zitierten Paragraphen ist dies sehr leicht zu beantworten. Unabhängig von Zustand oder Belastungsgrad eines Stoffes gilt: sobald sich dessen Besitzer davon entledigen will oder muss, gilt der Stoff als Abfall. Wird dieser illegaler Weise auf nicht genehmigten Entsorgungsstätten abgeladen, so gilt dies als Straftat nach § 326 Abs. 1 und 2 Strafgesetzbuch (StGB).

Bei der Anwendung des Kreislaufwirtschaftsgesetzes gelten jedoch für Böden folgende Aus-nahmen.

Gemäß § 2 Abs. 2 Nr. 11 ist „nicht kontaminiertes Bodenmaterial, welches bei Bauarbeiten ausgehoben wurde und in seinem natürlichen Zustand an dem Ort, an dem es ausgehoben wurde, für Bauzwecke wiederverwendet wird" von den Vorschriften des KrWG ausgenommen. (17)

Vereinfacht gesagt bedeutet dies im Umkehrschluss, dass das Abfallrecht anzuwenden ist auf:

- **Kontaminiertes** Bodenmaterial, auch wenn es am Aushubort verwendet wird.
- **Alle** Bodenmaterialien, wenn diese Materialien an **andere Stellen** verbracht werden.

Drei weitere sehr wichtige Begriffe des Abfallrechts, welche auf den ersten Blick ähnlich schei-nen und oftmals als Synonym verwendet werden, sind Entsorgung, Beseitigung und Verwer-tung.

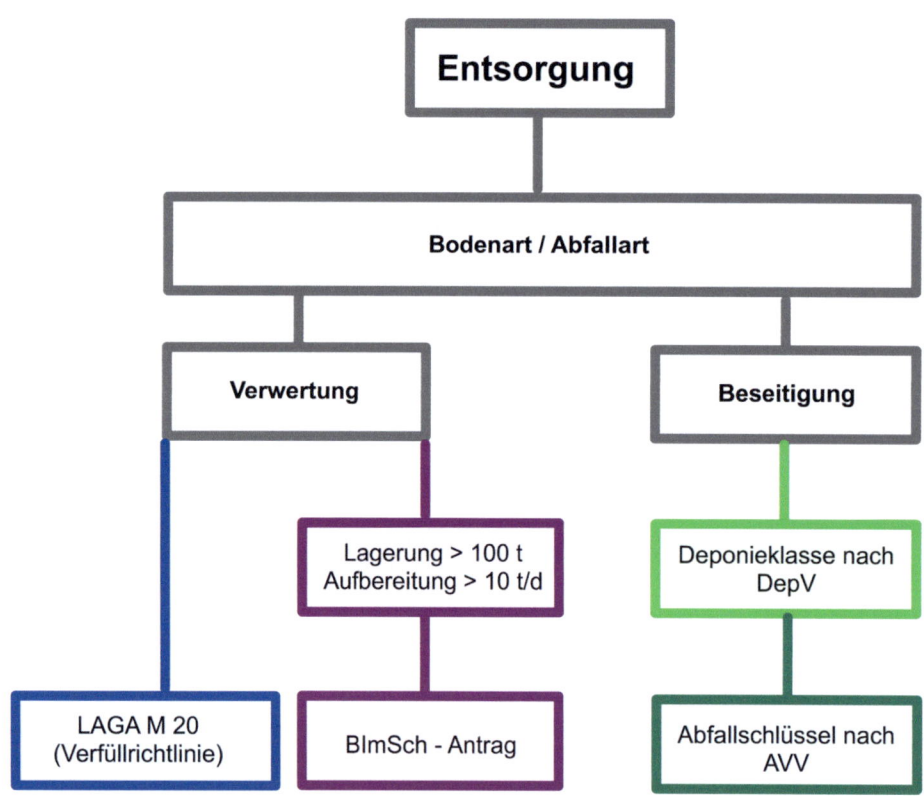

Abbildung 13   Begriffe des Entsorgungsweges nach Kreislaufwirtschaftsgesetz
[Eigene Darstellung, in Anlehnung an (17), 10.11.2021]

Der Oberbegriff „Entsorgung" fasst alle Verfahren und Tätigkeiten, die der Verwertung oder Beseitigung von Abfällen wie beispielsweise Bauschutt oder Erdaushub dienen zusammen. Je nach Boden- oder Abfallart kann das anfallende Material verwertet oder muss beseitigt wer-den.

Der abfallrechtliche Begriff „Verwertung" ist nach § 3 Abs. 23 Satz 1 „jedes Verfahren, als des-sen Hauptergebnis die Abfälle innerhalb der Anlage oder in der weiteren Wirtschaft einem sinnvollen Zweck zugeführt werden, indem sie [...] andere Materialien ersetzen, die sonst zur Erfüllung einer bestimmten Funktion verwendet worden wären [...]." (17)

Im vereinfachten Kontext bedeutet das, dass der Verwertungsabfall die Funktion des substituierten Primärrohstoffes übernehmen muss und bestimmte technische Anforderungen erfüllt. Auf dem Weg der Verwertung lässt sich einerseits zwischen Recyclingverfahren, wie zum Beispiel der Bauschuttaufbereitung, der Asphaltmischung, der Sortierung oder auch Zerkleinerung unterscheiden. Andererseits zählen zu sonstigen Verwertungsmaßnahmen die Verfüllung in übertägigen Abbaustätten, der Deponiebau oder auch Rekultivierungsmaßnahmen.

Als „Beseitigung" wird nach § 3 Abs. 26 Satz 1 „jedes Verfahren, das keine Verwertung ist, auch wenn das Verfahren zur Nebenfolge hat, dass Stoffe oder Energie zurückgewonnen werden [...]", definiert. (17)

Der Schwerpunkt einer Beseitigung liegt somit nicht in einer sinnvollen Nutzung der Abfälle, sondern primär in der Entledigung dieser. Klassische Anlagen zur Abfallbeseitigung sind beispielsweise Deponien nach Deponieverordnung oder Abfallverbrennungsanlagen.

An dieser Stelle ebenfalls sehr wichtig zu erwähnen ist die in § 6 Abs. 1 KrWG manifestierte fünfstufige Abfallhierarchie. Bei der Bewirtschaftung von Abfällen ist somit gesetzlich vorgeschrieben und daher auch verbindlich für alle geltend, dass Maßnahmen der Abfallvermeidung oberste Priorität haben (Stufe 1). Abbildung 14 zeigt die restlichen vier Stufen.

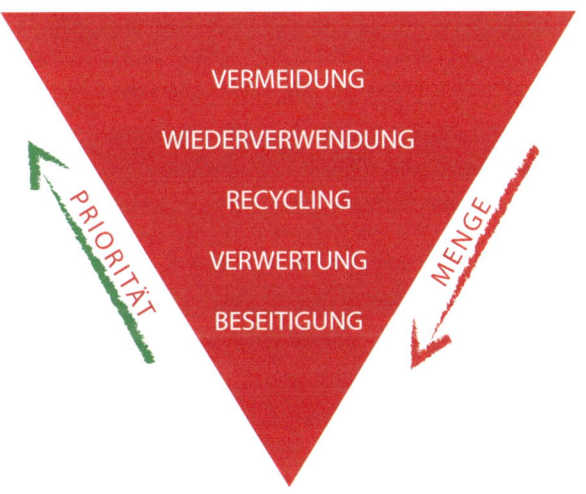

Mit dieser Priorisierung sollen Abfälle reduziert und der nachhaltige Umgang mit endlichen Rohstoffen gefördert werden.

Abbildung 14   Abfallhierarchie nach §6 Abs. 1 KrWG (17)

Können die Abfälle nicht vermieden werden, gilt eine der Grundpflichten der Kreislaufwirtschaft nach KrWG: die Verwertungspflicht. § 7 Abs. 2 schreibt vor, dass „die Erzeuger oder Besitzer von Abfällen zur Verwertung verpflichtet sind. Die Verwertung von Abfällen hat Vorrang vor deren Beseitigung." (17)

Darüber hinaus hat die Verwertung von Abfällen **„ordnungsgemäß"** und **„schadlos"** zu erfolgen. (vgl. § 7 Abs. 3)

Eine ordnungsgemäße Verwertung findet statt, wenn diese „im Einklang mit dem Kreislaufwirtschaftsgesetz als auch anderen öffentlich-rechtlichen Vorschriften" wie beispielsweise dem Boden- oder Grundwasserschutz steht. Eine Verwertung erfolgt schadlos, „wenn nach der Beschaffenheit der Abfälle, dem Ausmaß der Verunreinigungen und der Art der Verwertung Beeinträchtigungen des Wohls der Allgemeinheit nicht zu erwarten sind." (vgl. § 7 Abs. 3 KrWG)

3.2 Geschichte der Abfallwirtschaft (rechtliche Historie)

Die historische Entwicklung der Gesetzgebung in der Abfallwirtschaft bezieht sich in dieser Ausarbeitung vor allem auf den Bereich der Bau- und Abbruchabfälle, welche mit dem Abfall-schlüssel 17 beginnen. Einen Überblick über die historische Entwicklung des Abfallrechtes gibt Abbildung 15.

Die Geschichte der Abfallwirtschaft ist sehr stark an die Gesundheitsvorsorge und die Um-welthygiene der Menschen gekoppelt. Zurückblickend sind starke Verknüpfungen zwischen lebensbedrohenden Krankheiten und der Entsorgung von Abfällen oder Fäkalien zu erkennen. Nicht nur damals, sondern auch heute ist ersichtlich, dass überall dort, wo Flüsse als Abfall- und Fäkalienpfade dienen, wo Abfallentsorgung, Wasser- und Abwasserorganisation nicht möglich ist, die Menschen zeitnah von Seuchen und Krankheiten heimgesucht werden. (18)

Die Wegbereiter der modernen Siedlungsentwässerung waren die alten Kulturen der Ägypter und Römer. In diesen Kulturen wurde sich bereits 4000 v. Chr. mit der Beseitigung von Fäkalien und Abwasser durch den Bau von Kanälen oder Absetzgruben auseinandergesetzt. Die Römer schafften es ca. 700 v. Chr. ihre Abwässer in der Kanalisation „Cloaca Maxima" zu entsorgen. Durch den Bau von Aquädukten haben sie das Wasser aus den weit entfernten Bergen in die Städte leiten können und so die erste Trinkwasserversorgung geschaffen. (18)

Mit dem Verlust römischer Erkenntnisse zur Stadthygiene entstanden in der Zeit von 500 bis 1500 n. Chr. katastrophale Zustände in den Siedlungen. Fäzes, Urin und Abfälle auf den Stra-ßen nebst Mensch und Tier sorgten für den Ausbruch von Infektionskrankheiten wie zum Bei-spiel Cholera. Als Lösung der Abfallproblematik und zur Bekämpfung der Infektionskrankheiten wurden sogenannte Abwassergruben errichtet. Das Problem dieser mittelalterlichen Lösung lag jedoch darin, dass die Gruben meist neben Trinkwasserbrunnen errichtet wurden und so-mit Abwasser in den Grundwasserleiter gelangen konnte. Als sich jedoch im Zuge der Industria-lisierung Ballungsgebiete ergaben und größere Mengen an Abfall entstanden, kam es zu einem Umdenken und es entwickelten sich neue Hygienevorstellungen und Hygienemaßnahmen. Zum Schutz der urbanen Strukturen und zum Schutz der Menschen vor Infektionskrankheiten wurden Abfallgruben geschlossen und neue Systeme etabliert. Mit dem Bau von Kanalisatio-nen verlagerte sich das Problem zunehmend auf das wenig besiedelte Land und in die Flüsse. (18)

Erst Verfahren zur Beseitigung von Abfall, wie die staatlich geregelte Abfuhr von Hausmüllab-fällen (ca. 1890), die Errichtung eigener Müllverbrennungsanlagen (1894) oder der Einsatz mechanischer, chemischer und biologischer Abwasserreinigungsverfahren sorgten für zuneh-mend bessere Hygieneverhältnisse. Speziell für Siedlungsabfälle stand nun erstmals eine Tech-nik bereit, mit welcher es gelingen konnte, hygienische Behandlungsziele der Schadstoffredu-zierung oder der Volumenreduktion zu erfüllen. Der Großteil der Abfälle wurde jedoch nicht behandelt, sondern weiterhin auf Deponien abgelagert und sich selbst überlassen. (18)

Die erste gesetzliche Grundlage für die Abfallentsorgung wurde Anfang des 20. Jahrhunderts geschaffen und verpflichtete nun speziell auf kommunaler und regionaler Ebene zu einer ge-ordneten Entwässerung und Abfallentsorgung. Der tatsächliche Beginn der Abfallwirtschaft in Deutschland fällt jedoch auf die Mitte der sechziger Jahre. In dieser Zeit wurden rechtliche Voraussetzungen geschaffen, um die Städte und Gemeinden als Abfallbeseitigungspflichtige festzulegen. Die erste bundeseinheitliche rechtliche Regelung wurde durch die Verabschiedung des Abfallbeseitigungsgesetzes (AbfG) im Jahre 1972 geschaffen. Vorrangiges Ziel war die Schließung einer Vielzahl kleiner Müllkippen, die Einführung geordneter Entsorgungsanlagen und vor allem die schadlose Beseitigung von Abfällen. Die Schwerpunkte des Abfallbeseiti-gungsgesetzes finden sich in der heutigen Gesetzgebung wieder. (19); (20)

Einhergehend zu den gesetzlichen Regelungen zur Planung, Organisation und Kontrolle der Abfallbeseitigung (AbfG) sollte gleichwohl auch ein möglichst umfassendes, bundeseinheitliches Regelwerk zum Schutz der Umwelt geschaffen werden. Am 15. März 1974 trat das Bundes-Immissionsschutzgesetz (BImSchG) zum Schutz vor schädlichen Umwelteinwirkungen durch Luftverunreinigungen, Geräuschen, Erschütterungen und ähnliche Vorgänge in Kraft. Nach einigen Überarbeitungen und Neufassungen bildet es heute weiterhin ein wichtiges rechtliches Vorschriftenwerk speziell für die Lagerung und Aufbereitung von Erdaushub und Bauschutt. (20)

Darüber hinaus sehr wichtig für das nationale Recht ist die im Jahr 1975 erlassene Abfallrahmenrichtlinie der Europäischen Union. Diese schreibt Mitgliedsstaaten durch geeignete Maßnahmen die Verringerung der Erzeugung von Abfällen als auch die weitergehende Verwertung und Wiederverwendung vor.

In den siebziger und achtziger Jahren erfuhr das Abfallbeseitigungsgesetz (AbfG) zahlreiche Änderungen wie beispielsweise die Regelung der grenzüberschreitenden Abfallverbringung. In der vierten Novelle des Abfallbeseitigungsgesetzes aus dem Jahr 1986 wurden neue Ziele zur Verwertung und Vermeidung von Abfällen definiert und als Abfallgesetz neu gefasst. Aus diesem neu gefassten Abfallgesetz entwickelte sich in den kommenden Jahren das Kreislaufwirtschafts- und Abfallgesetz (KrW-/AbfG). (20)

Basis dieser neuerlichen Novellierung bildete das Ziel der Bundesregierung, die Kreislaufwirtschaft als wichtiges Instrument zur Schonung endlicher Ressourcen in Industrie, Gewerbe und Handel zu etablieren. Das Kreislaufwirtschafts- und Abfallgesetz (KrW-/AbfG), welches im Wesentlichen am 01.06.1996 in Kraft getreten ist, übernahm außerdem wichtige europarechtliche Ergänzungen aus der Abfallrahmenrichtlinie und sicherte die nach diesem Standard umweltverträgliche Beseitigung der Abfälle. (20)

Nach den Grundsätzen einer funktionierenden Kreislaufwirtschaft gemäß Kreislaufwirtschafts- und Abfallgesetz (KrW-/AbfG) müssen Abfälle in erster Linie vermieden und in zweiter Linie ordnungsgemäß und schadlos verwertet werden. Daraus resultiert, dass eine ordnungsgemäße Verwertung von beispielsweise Bodenmaterial nur in Einklang mit Anforderungen des Boden- oder Grundwasserschutzes einhergehen kann. Anforderungen an die schadlose Verwertung mineralischer Abfälle enthält das Kreislaufwirtschafts- und Abfallgesetz jedoch nicht. Aufgrund dessen entstanden rund um die Jahrtausendwende zahlreiche Regelwerke und Gesetze, die diese Lücke schließen sollten. (20)

Im Jahr 1997 veröffentlichte die Bund-/Länderarbeitsgemeinschaft Abfall (LAGA) die Mitteilung 20, in der die materiellen Anforderungen des KrW-/AbfG an die schadlose Verwertung mineralischer Abfälle konkretisiert werden (vgl. 3.4 - Mitteilung der Länderarbeitsgemeinschaft Abfall (LAGA) 20). (11)

Durch das Inkrafttreten des Bundes-Bodenschutzgesetzes (BBodSchG) als auch der Bundes-Bodenschutzverordnung (BBodSchV) im Jahr 1999, wurden neue bundeseinheitliche Regelungen zum Schutz des Bodens festgelegt. Als zentrales Bodenschutzrecht dient es dem Schutz vor schädlichen Bodenveränderungen, der Sanierung von Altlasten und der nachhaltigen Sicherung der natürlichen Bodenfunktionen. Die Regelungen wirken sich ebenfalls auf die bodenbezogene Verwertung von Abfällen aus der LAGA Mitteilung 20 aus. Eine überarbeitete Version der LAGA Mitteilung 20 wurde am 6. November 2003 veröffentlicht. (11); (21)

Zur einheitlichen Bezeichnung und Einstufung von Abfällen wurde am 10. Dezember 2001 die sogenannte Abfallverzeichnis-Verordnung (AVV) erlassen. Sie dient der rechtsverbindlichen Umsetzung des Europäischen Abfallartenkatalogs (EAK) in nationales Recht. Die Verordnung regelt Anwendungsbereiche und die Einstufung des Abfalls nach seiner Gefährlichkeit über einen sechsstelligen Abfallschlüssel. Alle mit 17 beginnenden Abfallarten werden den Bau- und Abbruchabfällen zugeordnet. (22)

Um den Schutz von Umwelt und menschlicher Gesundheit weiter zu stärken, kam es im Jahre 2008 zur Neuauflage der Abfallrahmenrichtlinie (Richtlinie 2008/98/EG über Abfälle) aus dem Jahr 1975. Damit wurden bestimmte Richtlinien aufgehoben und neue Vorgaben zum Übergang in eine Kreislaufwirtschaft manifestiert. Das Inkrafttreten dieser Richtlinie war der Auslöser zum zentralen Gesetz des deutschen Abfallrechtes, dem Kreislaufwirtschaftsgesetz (KrWG). (20)

Das Kreislaufwirtschaftsgesetz (KrWG) ist eine weitere Novelle des Kreislaufwirtschafts- und Abfallgesetzes (KrW-/AbfG) von 1996 und trat am ersten Juni 2012 in Kraft. Dabei stand die Nachschärfung der Abfallhierarchie an vorderster Stelle. Oberstes Ziel des Kreislaufwirtschaftsgesetzes ist es nun, die zu deponierenden Abfälle zu vermeiden. An zweiter Stelle steht die Wiederverwendung, an dritter die stoffliche Verwertung respektive das Recycling oder die energetische Verwertung und zuletzt die Beseitigung (s. Abbildung 14). (20)

Zum Abschluss dieser Übersicht über die historische Entwicklung des deutschen Abfallrechts ist die angekündigte Ersatzbaustoffverordnung (EBV) erwähnenswert. Die Verordnung wurde am 09.07.2021 erlassen und tritt am 01.08.2023 in Kraft. Mit deren Einführung sollen bundeseinheitliche und rechtsverbindliche Anforderungen an die Herstellung und den Einbau mineralischer Ersatzbaustoffe geschaffen werden. Eine detaillierte Erläuterung zu der Mantelverordnung für Ersatzbaustoffe liefert Kapitel 3.5. (23)

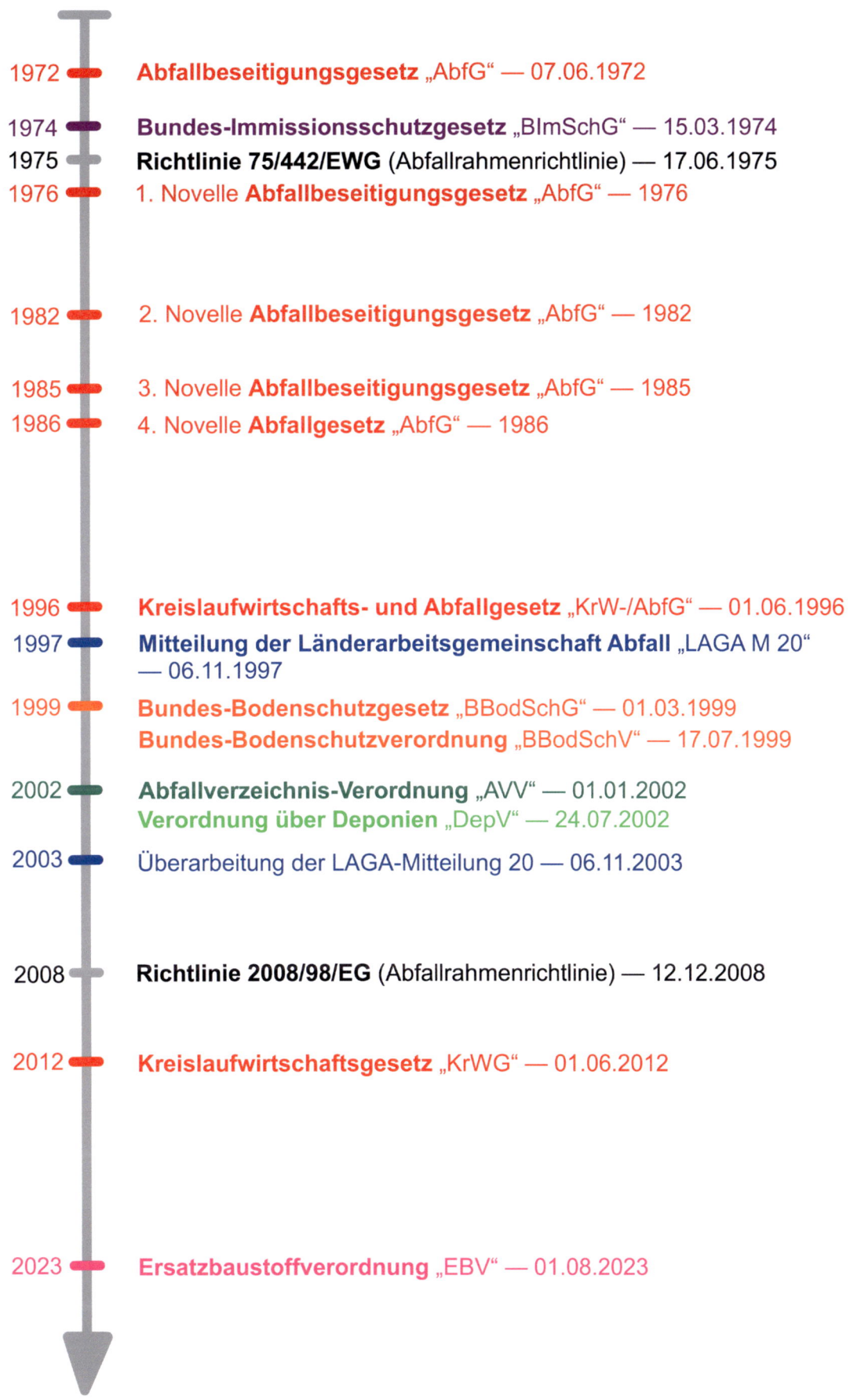

1972 Abfallbeseitigungsgesetz „AbfG" — 07.06.1972

1974 Bundes-Immissionsschutzgesetz „BImSchG" — 15.03.1974

1975 Richtlinie 75/442/EWG (Abfallrahmenrichtlinie) — 17.06.1975

1976 1. Novelle Abfallbeseitigungsgesetz „AbfG" — 1976

1982 2. Novelle Abfallbeseitigungsgesetz „AbfG" — 1982

1985 3. Novelle Abfallbeseitigungsgesetz „AbfG" — 1985

1986 4. Novelle Abfallgesetz „AbfG" — 1986

1996 Kreislaufwirtschafts- und Abfallgesetz „KrW-/AbfG" — 01.06.1996

1997 Mitteilung der Länderarbeitsgemeinschaft Abfall „LAGA M 20" — 06.11.1997

1999 Bundes-Bodenschutzgesetz „BBodSchG" — 01.03.1999
Bundes-Bodenschutzverordnung „BBodSchV" — 17.07.1999

2002 Abfallverzeichnis-Verordnung „AVV" — 01.01.2002
Verordnung über Deponien „DepV" — 24.07.2002

2003 Überarbeitung der LAGA-Mitteilung 20 — 06.11.2003

2008 Richtlinie 2008/98/EG (Abfallrahmenrichtlinie) — 12.12.2008

2012 Kreislaufwirtschaftsgesetz „KrWG" — 01.06.2012

2023 Ersatzbaustoffverordnung „EBV" — 01.08.2023

Abbildung 15   Historische Entwicklung des Abfallrechtes (Vorrangig für AVV 17 – Bau- und Abbruchabfälle) [Eigene Darstellung, in Anlehnung an Kapitel 3.2, 16.11.2021]

3.3 Abfallrechtliche Grundlagen

Das nachfolgende Kapitel liefert ergänzende Details, welche bei der Umsetzung von Bauleistungen aus abfallrechtlicher Sicht für Unternehmer oder Bauherren zu beachten sind.

Wie bereits in Unterkapitel 3.1 erwähnt, wird der Begriff Abfall für alle Stoffe oder Gegenstände, derer sich ihr Besitzer entledigt, entledigen will oder entledigen muss, angewandt. Nach Abbildung 13 kann sich der Besitzer von Abfällen einerseits durch eine Verwertung und andererseits durch die Beseitigung entledigen. Der eigentliche Zweck bei Baumaßnahmen liegt in der Regel nicht im Produzieren von beispielsweise Aushub-, Boden- oder Abbruchmaterial. Es ist vielmehr eine zwangsläufige Konsequenz bei der Herstellung einer Kanalleitung, einer Baugrube oder eines anderweitigen Bauwerkes. Für die anfallenden Abfälle wie Erdaushub oder Bauschutt ist somit ein entsprechender Entledigungswille anzunehmen.

Im folgenden Teil dieses Kapitels werden die Grundpflichten der Abfallentsorgung anhand eines praktischen Beispiels aus dem Bereich des Stromkabeltiefbaus erläutert. Es wird hierbei primär die rechtliche Seite mit eindeutigen Verweisen auf die entsprechenden Gesetzestexte beäugt. Exemplarisch soll nun davon ausgegangen werden, dass eine Stromnetzstörung im innerstädtischen Bereich vorliegt. Der regionale Energieversorger (Auftraggeber) beauftragt nun einen Tiefbauunternehmer zum Freilegen und Reparieren der Schadstelle. Bei diesem Einsatz fallen rund 20 Kubikmeter von „nicht gefährlichem" Erdaushub an. Dieser wurde durch den Tiefbauunternehmer im Auftrag des Energieversorgers ausgehoben und auf den firmeninternen Betriebshof zur Zwischenlagerung gefahren.

Die Grundpflichten einer gesetzeskonformen Abfallentsorgung liegen nach §§ 7 und 15 des Kreislaufwirtschaftsgesetzes (KrWG) bei dem Abfallerzeuger und dem Abfallbesitzer:

„Die Erzeuger oder Besitzer von Abfällen sind zur Verwertung ihrer Abfälle verpflichtet. Die Verwertung von Abfällen hat Vorrang vor deren Beseitigung." (§ 7 Abs. 2 Satz 1-2 KrWG)

„Die Erzeuger oder Besitzer von Abfällen, die nicht verwertet werden, sind verpflichtet, diese zu beseitigen, soweit in § 17 nichts anderes bestimmt ist." (§ 15 Abs. 1 Satz 1 KrWG)

Nun bleibt zu klären, wer bei der beschriebenen Baumaßnahme der Abfallbesitzer und wer der Abfallerzeuger ist. Dies definiert das Kreislaufwirtschaftsgesetz in Paragraph 3 wie folgt:

*„**Erzeuger** von Abfällen im Sinne dieses Gesetzes ist jede natürliche oder juristische Person,*

> *1.   durch deren Tätigkeit Abfälle anfallen (Ersterzeuger) oder*

> *2.   die Vorbehandlungen, Mischungen oder sonstige Behandlungen vornimmt, die eine Veränderung der Beschaffenheit oder der Zusammensetzung dieser Abfälle bewirken (Zweiterzeuger)."* (§ 3 Abs. 8 Satz 1 KrWG)

*„**Besitzer** von Abfällen im Sinne dieses Gesetzes ist jede natürliche oder juristische Person, die die **tatsächliche Sachherrschaft** über Abfälle hat."* (§ 3 Abs. 9 Satz 1 KrWG)

Wichtig an dieser Stelle ist die Erläuterung des Begriffes der tatsächlichen Sachherrschaft. Die Sachherrschaft hat derjenige, der die eigentliche Verfügungsgewalt über eine Sache besitzt. (vgl. § 854 Abs. 1-2 BGB)

Der Erzeuger ist immer auch erster Besitzer der jeweiligen Abfälle. Während seine Erzeugereigenschaft bis zur Entsorgung bestehen bleibt, kann der Besitz bereits vorher durch Weitergabe oder Dereliktion[8] enden. Der Erzeuger bleibt somit als erster Besitzer weiterhin für die ordnungsgemäße Entsorgung der Abfälle verantwortlich. Die zuvor genannten abfallrechtlichen Pflichten treffen somit immer den Bauherrn als Erst-Erzeuger und Erst-Besitzer. (12)

Mit dem Beginn der Tiefbauleistung übernimmt das Unternehmen die Sachherrschaft über den Erdaushub. Durch ihre Tätigkeiten fallen Abfälle in Form von Bodenaushub an. Der Grundstücksbesitzer beziehungsweise der Auftraggeber oder Bauherr ist der Erzeuger und damit nach Kreislaufwirtschaftsgesetz verantwortlich für die ordnungsgemäße Entsorgung. Das Bauunternehmen ist für den Zeitraum zwischen Aushub und Entsorgung als Besitzer beziehungsweise vereinfacht gesagt als Entsorgungsgehilfe des Erzeugers anzusehen.

Zusammenfassend lässt sich konstatieren, dass der Grundstückseigentümer grundsätzlich Abfallerzeuger für alle auf seinem Grundstück anfallenden und von ihm verursachten Abfälle ist. Der Abfallbesitz kann durch entsprechende Entsorgungsverträge weitergegeben werden. (12)

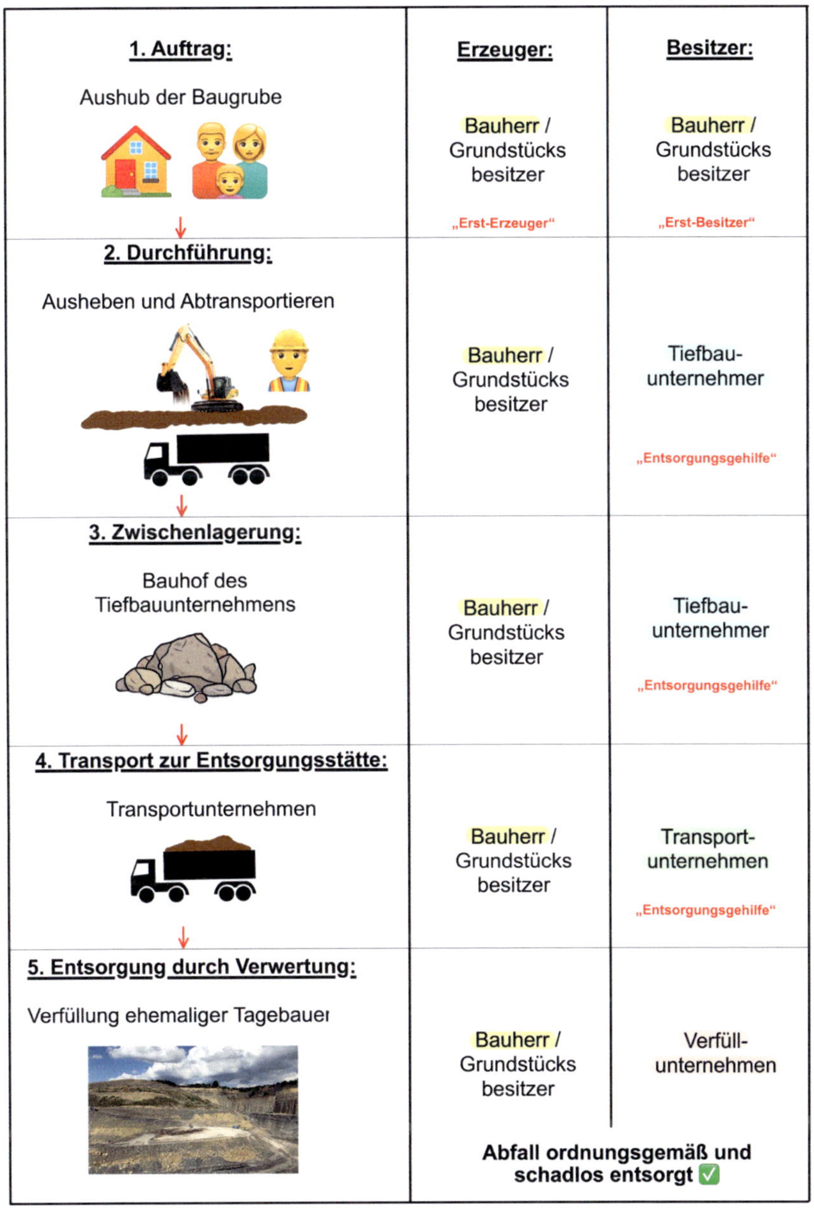

1. Auftrag:	Erzeuger:	Besitzer:
Aushub der Baugrube	Bauherr / Grundstücks besitzer „Erst-Erzeuger"	Bauherr / Grundstücks besitzer „Erst-Besitzer"
2. Durchführung: Ausheben und Abtransportieren	Bauherr / Grundstücks besitzer	Tiefbau- unternehmer „Entsorgungsgehilfe"
3. Zwischenlagerung: Bauhof des Tiefbauunternehmens	Bauherr / Grundstücks besitzer	Tiefbau- unternehmer „Entsorgungsgehilfe"
4. Transport zur Entsorgungsstätte: Transportunternehmen	Bauherr / Grundstücks besitzer	Transport- unternehmen „Entsorgungsgehilfe"
5. Entsorgung durch Verwertung: Verfüllung ehemaliger Tagebauei	Bauherr / Grundstücks besitzer	Verfüll- unternehmen
	Abfall ordnungsgemäß und schadlos entsorgt ✅	

„Abfallbesitzer kommen und gehen, Abfallerzeuger bleibt!"

(vgl. Ewigkeitshaftung nach Bundesbodenschutzgesetz)

Abbildung 16   Abfallrechtliche Verantwortung von Erzeuger und Besitzer [Eigene Darstellung, in Anlehnung an (12), 20.11.2021]

---

[8] Dereliktion: Besitzaufgabe (45)

3.4 Mitteilung der Länderarbeitsgemeinschaft Abfall (LAGA) 20

Die Bund/Länder-Arbeitsgemeinschaft Abfall (LAGA) ist ein Komitee der Umweltministerkonferenz und wurde am 2. Juli 1963 gegründet. Die Umweltminister der Bundesländer verfolgten damit das Ziel, eine möglichst ländereinheitliche Durchführung des Abfallrechts in Deutschland zu gewährleisten. Mit dem Austausch von Erfahrungen und Informationen zwischen dem Bund und den Ländern versucht die LAGA länderübergreifende abfallrechtliche Frage- und Problemstellungen zu behandeln und Lösungen zu erarbeiten. Durch das Publizieren von Merkblättern, Richtlinien und Informationsschriften werden wichtige Maßgaben für den Vollzug abfallrechtlicher Bestimmungen gegeben.

Große Bedeutung, vor allem im Bereich von Bau- und Sanierungsmaßnahmen, hat die Mitteilung 20. Ein Großteil der Bundesländer orientiert sich bezüglich umweltrelevanter Anforderungen von mineralischen Bauabfällen an der LAGA M 20 – „Anforderungen an die stoffliche Verwertung von mineralischen Reststoffen/Abfällen". Dies ist auch der Grund dafür, weshalb es als erforderlich angesehen wurde, diese im Zuge der Ausarbeitung näher zu erläutern.

Vereinfacht ausgedrückt werden dort materielle Anforderungen gemäß § 7 Abs. 3 des KrWG an die **Schadlosigkeit** der Verwertung mineralischer Bauabfälle konkretisiert. Überdies spezifiziert die Mitteilung 20 für den Geltungsbereich des Boden- und Grundwasserschutzes auch die **ordnungsgemäße** Verwertung. (11)

Die Mitteilung 20 wurde erstmals am 6.11.1997 veröffentlicht. Anlässlich sich stetig verändernder rechtlicher Rahmenbedingungen im Kreislaufwirtschafts- und Abfallgesetz (KrW-/AbfG) sowie durch das in Krafttreten des Bundes-Bodenschutzgesetzes (BBodSchG) mussten einige Teile der Mitteilung überarbeitet werden. So entstand eine überarbeitete Fassung der Mitteilung 20, welche am 06.11.2003 bekannt gegeben wurde. (11)

Das Regelwerk besteht aus einem allgemeinen Teil (Teil 1), aus technischen Regeln beziehungsweise aus abfallspezifischen Anforderungen (Teil 2) und aus einem Modul zur Probenahme und Analytik (Teil 3). Bemerkenswert ist, dass nur der erste Teil veröffentlicht wurde. Die Anwendung der Teile zwei und drei wird in den Bundesländern differierend gehandhabt.

Im allgemeinen Teil werden Rahmenbedingungen und Grundsätze für die schadlose und ordnungsgemäße Verwertung nach § 7 Abs. 3 des KrWG beschrieben. Darunter fällt beispielsweise auch die Festlegung des Geltungsbereiches. Dementsprechend gilt das Regelwerk für:

- mineralische Abfälle, die ungebunden oder gebunden in technischen Bauwerken eingebaut werden (bitumengebundener Asphalt),
- mineralische Abfälle, die zur Herstellung von Bauprodukten verwendet werden,
- Bodenmaterial, dass unterhalb der durchwurzelbaren Bodenschicht in bodenähnlichen Anwendungen verwertet wird (Baugrubenaushub). (11)

Ausgenommen von dem Bewertungsbereich des Regelwerkes sind:

- das Auf- und Einbringen von Abfällen auf oder in eine durchwurzelbare Bodenschicht,
- der Einbau von Abfällen in Deponien,
- das Auf- oder Einbringen oder Umlagern von Material im Rahmen der Sanierung einer schädlichen Bodenveränderung oder Altlast,
- u.a. (s. LAGA M20 Kap. 2 – Geltungsbereich). (11)

Welche Anforderungen an die Verwertung, die Untersuchung und die Bewertung gestellt werden und wie die Zuordnung zu Einbauklassen geschieht, wurde bereits in Kapitel 2 erläutert.

Abbildung 17 verdeutlicht nochmals den rechtlichen Zuständigkeitsbereich der LAGA M 20. Dabei wurde Abbildung 13 im Pfad „Verwertung" erweitert.

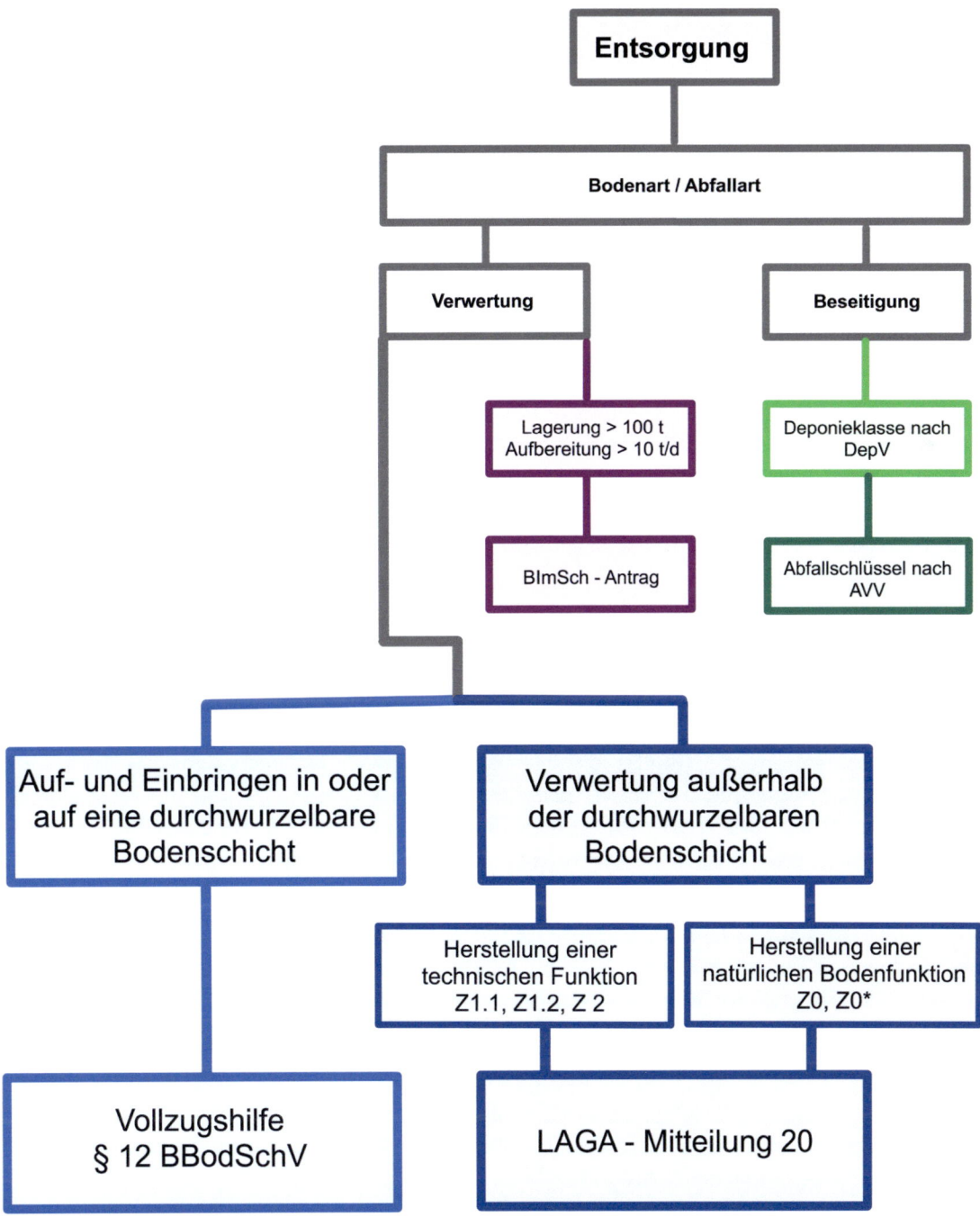

Abbildung 17   Regelungen zur Verwertung von Bodenmaterial – LAGA M 20
                    [Eigene Darstellung, in Anlehnung an (11), 21.11.2021]

3.5 Aktuelles: Ersatzbaustoffverordnung (EBV) im Rahmen der Mantelverordnung

Boden, Bauschutt und Straßenaufbruch stellen in der Bundesrepublik Deutschland den größten Massenstrom überhaupt dar. Mineralische Abfälle, die beim Aushub von Leitungsgräben, beim Rückbau respektive der Sanierung von Gebäuden und Flächen oder bei anderen industriellen Vorgängen entstehen, sollten nach entsprechender Aufbereitung als Baustoff wiederverwertet werden. Dieses Vorgehen entspricht der Verwertungspflicht des Kreislaufwirtschaftsgesetzes (KrWG).

Die aufbereiteten Materialien werden als sogenannte Ersatzbaustoffe, Sekundärbaustoffe oder auch Recyclingbaustoffe definiert. Sie ersetzen Primärrohstoffe und liefern damit einen wichtigen Beitrag zur Kreislaufwirtschaft, zur Ressourcenschonung und zum nachhaltigen Umweltschutz. Den Angaben des statistischen Bundesamtes sowie den Daten der Kreislaufwirtschaft Bau, einer Initiative des Bundesverbandes Baustoffe – Steine und Erden e.V. zufolge, sind im Jahr 2018 rund 130 Millionen Tonnen Bodenaushub und Baggergut angefallen. Davon wurden 13,3 Millionen Tonnen Recyclingbaustoffe hergestellt, was einem prozentualen Anteil von 10,2 Prozent entspricht. (3); (24)

Daraus lässt sich erkennen, dass die Verwendung von Ersatzbaustoffen im Sinne der Kreislaufwirtschaft noch nicht vollständig angekommen ist. Bauunternehmen, Bauträger, Planer, Ingenieure oder auch ausschreibende Stellen müssen komplexe und umfangreiche Regelwerke als auch Umweltvorgaben beachten. Dabei kommt hinzu, dass diese von Bundesland zu Bundesland unterschiedlich sein können. Mit der Einführung der Ersatzbaustoffverordnung (EBV) im Zuge der Mantelverordnung im August 2023 sollen klare Leitlinien geschaffen werden.

Die Mantelverordnung wurde im Jahr 2017 vom Bundeskabinett erstmals beschlossen und fand die abschließende Zustimmung im deutschen Bundestag am 10. Juni 2021. Am 25. Juli 2021 wurde jene Verordnung vom Bundesrat verabschiedet. Am 01. August 2023 tritt sie in Kraft. (25)

Die geplante Mantelverordnung besteht aus mehreren Teilen. Sie sieht die Einführung einer Ersatzbaustoffverordnung (EBV), die Neufassung der Bundesbodenschutzverordnung (BBodSchV), die Änderung der Gewerbeabfallverordnung (GewAbfV) und die Änderung der Deponieverordnung (DepV) vor. Wesentlich für diese Ausarbeitung ist dabei die Ersatzbaustoffverordnung, welche auch die LAGA Mitteilung 20 in bestimmten Punkten ablösen wird. (23)

Beginnend zu erwähnen ist die wichtigste neu eingeführte Regelung. Nämlich die in der Mantelverordnung gestellten Anforderungen an die Herstellung und den Einbau mineralischer Ersatzbaustoffe als auch an die Materialverwertung bei Verfüllungsmaßnahmen. Das Kernziel dabei ist der nachhaltige Schutz von Grundwasser und Boden. (23)

Die Ersatzbaustoffverordnung schafft erstmals bundeseinheitliche und rechtsverbindliche Anforderungen an die Herstellung und den Einbau mineralischer Sekundärbaustoffe. Ziel ist es, die Nachfrage und Akzeptanz nach Ersatzbaustoffen zu stärken, die Kreislaufwirtschaft zu fördern und rechtsverbindliche Qualitätsstandards zu vereinheitlichen. (25)

Als Ersatz- oder Sekundärbaustoff im Sinne der Verordnung gelten Recycling-Baustoffe aus Bau- und Abbruchabfällen, Schlacken aus der Metallerzeugung und Aschen aus thermischen Prozessen. Die Verordnung stellt zum einen Grenzwerte bezüglich bestimmter Schadstoffe und zum anderen an diese Grenzwerte gekoppelte Einbauweisen je nach örtlicher Situation. (23)

Maßgebend betroffen von der Einführung der Ersatzbaustoffverordnung sind die Baustoffhersteller und Verbraucher. Dazu gehören beispielsweise Unternehmen im Straßen- und Schienenverkehrswegebau, im Tiefbau oder speziell auch die mit der Verfüllung von Abgrabungen beauftragte Unternehmen.

Aus Fachkreisgesprächen ging hervor, dass die Ersatzbaustoffverordnung gegenüber der bereits heute strengen Regelungen weitere Verschärfungen im Bereich von Schadstoffwerten und Einbauweisen vorsieht. Überdies konnte ebenfalls herausgefunden werden, dass der bürokratische Aufwand im Hinblick auf die Einbringung von Sekundärbaustoffen ansteigt. Der Forderung der Bauwirtschaft nach einfachen und unkomplizierten Regelungen scheint in diesem von Bund und Ländern geschnürten Kompromisspaket nicht nachgekommen zu sein. Den ersten Aussagen zufolge, werden in Anhang 2 der Ersatzbaustoffverordnung ca. 270 verschiedene Einbaumöglichkeiten definiert. Von einer Deregulierung kann nicht die Rede sein.

Sofern sich diese Tendenzen tatsächlich bewahrheiten würden, wird die Akzeptanz der Ersatzbaustoffe nicht gefördert, sondern eher weiter gemindert werden. Weiteres bleibt jedoch bis zum Inkrafttreten abzuwarten.

3.6   Genehmigungsverfahren neuer Deponierungsstätten

Abfallrechtliche Genehmigungs- und Zulassungsverfahren dienen dazu zu prüfen, ob eine Entsorgungsstätte so errichtet und betrieben werden kann, dass keine schädlichen Umwelteinwirkungen oder sonstige Gefahren für Mensch und Natur hervorgerufen werden. Gemäß § 35 Abs. 1 Satz 1 KrWG muss die Genehmigung nach den Vorschriften des Bundes-Immissionsschutzgesetz durchgeführt werden. (26)

Das Bundes-Immissionsschutzgesetz legt abhängig von bestimmten Abfallarten, Entsorgungsverfahren oder Mengenschwellen fest, welche Anlagen genehmigungsbedürftig sind. Demzufolge dürfen genehmigungspflichtige Anlagen nur errichtet werden, wenn nach vollständig eingereichtem Antrag eine Genehmigung über die zuständigen Behörden erteilt wurde. Nach den Paragraphen 10 und 19 des Bundes-Immissionsschutzgesetz wird die Verfahrensart der Genehmigung in ein Verfahren mit Öffentlichkeitsbeteiligung und ein vereinfachtes Verfahren ohne Öffentlichkeitsbeteiligung untergliedert. (26)

Grundsätzlich gilt für die Errichtung und den Betrieb einer Deponie das sogenannte Planfeststellungsverfahren durch das zuständige Regierungspräsidium. Dies ist ein förmliches Verfahren mit Öffentlichkeitsbeteiligung und Umweltverträglichkeitsprüfung.

Demgegenüber steht das sogenannte Plangenehmigungsverfahren. Bei diesem Verfahren kann unter bestimmten Umständen auf Antrag eine Plangenehmigung erteilt werden. Dieses System kann immer dann zum Einsatz kommen, wenn von der Deponie oder dem Betrieb keine erheblichen Auswirkungen zu erwarten sind. Dies ist beispielsweise dann gegeben, wenn es sich um die Zulassung unbedeutender Deponien, Inertstoffdeponien[9] oder die Änderung einer bestehenden Deponie handelt. (26)

Bis es jedoch so weit ist, muss ein Genehmigungsantrag für Abfallentsorgungsanlagen mit zusätzlichen Beschreibungen des Vorhabens und der potentiellen Auswirkungen dem örtlich zuständigen Regierungspräsidium eingereicht werden. Darin enthalten ist auch eine Planrechtfertigung, welche bescheinigt, dass die Entsorgungsstätte tatsächlich benötigt wird.

---

[9] Inertstoffdeponie: Deponien, auf denen nicht verwertbare mineralische Bauabfälle abgelagert werden. Die Reaktionsfähigkeit der Inertstoffe mit Luft und Wasser ist gering. (45)

Nach Prüfung der Unterlagen fordert das Regierungspräsidium alle zuständigen und betroffenen Behörden zur Stellungnahme auf. Unter Voraussetzung, dass alle Unterlagen vorhanden und keine zeitraubenden Nachforderungen nötig sind, dauert die Eingangsprüfung ca. 4 Wochen (s. Abbildung 18). (27)

Im nächsten Schritt des Planfeststellungsverfahren werden die Antragsunterlagen im Staatsanzeiger, der Internetseite der Behörden oder auch in Zeitungen zur Einsichtnahme veröffentlicht. Bürgerrechtlich ist jedem gestattet, schriftlich bis zwei Wochen nach dem Ende der Auslegung, einen Einwand gegen das Vorhaben zu erheben. Die Offenlegung der Dokumente geschieht in einem Zeitraum von vier Wochen. (27)

Der zeitliche Aufwand für die Phase „Behörden- und Öffentlichkeitsbeteiligung" wird ohne öffentliche Einwände im Verfahrensbuch der Regierungspräsidien des Landes Hessen zum Thema „Zulassung und Anzeigeverfahren für Deponien" auf 12 bis 16 Wochen geschätzt. Jedoch ist ausdrücklich darin beschrieben, dass es speziell bei Planfeststellungsverfahren für Deponien durch ein breites öffentliches Interesse und eine Vielzahl an Einwendungen zu massiven zeitlichen Verzögerungen kommen kann. (27)

Für die Entscheidungsphase werden in dem Verfahrenshandbuch weitere 8 bis 12 Wochen benötigt. Die Gesamtdauer ab Eingang des prüffähigen Antrags würde somit bei maximal 32 Wochen liegen (s. Abbildung 18). (27)

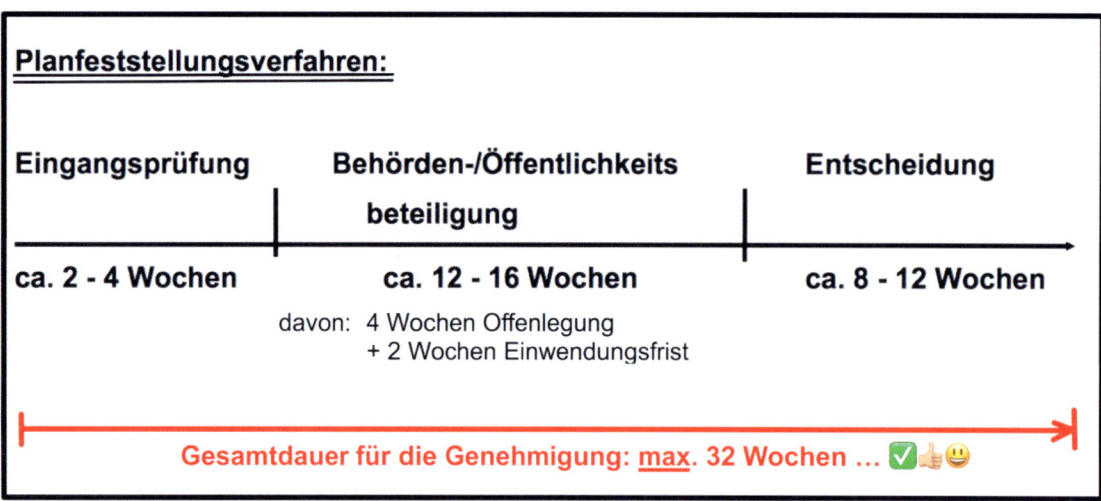

Abbildung 18   Zeitlicher Ablauf des Planfeststellungsverfahren nach Quelle: (27)

Um die Aussagen von Abbildung 18 kritisch zu hinterfragen, wurden durch Interviews praktische Erfahrungen von antragsstellender (Bauherr) als auch genehmigender Seite (Regierungspräsidium) gesammelt. Zuvor genannte Zeiträume sind bei großen Anlagen wie Deponien niemals einhaltbar. Auch bei kleineren Anlagen gelten diese Zeiträume nur in der Theorie als umsetzbar. Infolge der öffentlichen Auslegung sind die Behörden verpflichtet, alle Einwendungen zu sichten und zu werten. Gerade bei der Genehmigung von Deponien wird es durch den gefährlich konnotierten Begriff des Abfalles vermutlich zu starken Widerständen und Protesten kommen.

Welche tatsächlichen Genehmigungszeiträume entstehen, ist quasi nicht formulierbar. Darüber hinaus kann das Regierungspräsidium Darmstadt auch keine Schätzungen beruhend auf zeitnahen Referenzobjekten ausgeben. Die letzte Neueröffnung und das damit verbundene genehmigungsverfahren „ist schon sehr lange her". „Der Genehmigungszeitraum von großen Windkraftanlagen liegt bei vier bis fünf Jahren. Alles darunter ist nach unseren Einschätzungen für Deponien, aufgrund starker gesellschaftlicher Gegenbewegungen, extrem unwahrscheinlich," erklärte ein Vertreter des Regierungspräsidiums.

4 Abfall- und Aushubentsorgung allgemein

Folgend werden die Ergebnisse statistischer Untersuchungen zur Thematik dargestellt. Die eigentliche Arbeit bestand hierbei darin, wissenschaftlich belastbare Daten und Informationen von den zuständigen Behörden, Ministerien, Verbänden oder auch Fachleuten zu beschaffen, zu hinterfragen und in den Kontext der Forschungsfrage einzubetten. Eigens erstellte statistische Auswertungen, die die Stoffströme oder andere Vorgänge des Landes Hessen oder des Rhein-Main Gebietes erfassen, sind im fachlichen und zeitlichen Rahmen dieser Ausarbeitung leider nicht möglich, könnten jedoch Gegenstand einer erweiterten Forschungsarbeit sein.

Zuerst thematisiert das folgende Kapitel die Abfallwirtschaft auf Bundesebene, anschließend auf Landesebene für das Bundesland Hessen und dann regional für das Rhein-Main Gebiet. Zahlen, Daten und Fakten basieren dabei chronologisch auf fachlicher Analyse des Abfallwirtschaftsplanes von Deutschland aus dem Jahr 2020, der Abfallbilanz des statistischen Bundesamtes für das Jahr 2019 sowie dem Abfallwirtschaftsplan Hessen vom 09.09.2021. Die dort enthaltenen Informationen werden ergänzt durch die Ergebnisse aus durchgeführten Gesprächen mit Experten aus dem Regierungspräsidium Darmstadt, dem Umweltministerium Wiesbaden, dem Bauindustrieverband Hessen-Thüringen e.V., dem Verband baugewerblicher Unternehmer Hessen e.V. sowie regionalen Baufirmen und Deponiebetreibern.

Außerdem wichtig zu erwähnen ist, dass die Daten im Spätherbst des Jahres 2021 zusammengetragen wurden und damit beim Verfassen dieser Arbeit höchste Aktualität besaßen.

4.1 Zahlen, Daten und Fakten

„Die Abfallmenge ist der Spiegel des materiellen Wohlstandsniveaus und dieses ist in Deutschland hoch." (28)

Aus diesem Zitat lässt sich ableiten, dass die erzeugte Abfallmenge in Deutschland groß ist. Im Vergleich der 28 EU-Mitgliedstaaten liegt die Bundesrepublik mit einem jährlichen Pro-Kopf-Aufkommen von 609 Kilogramm auf Platz fünf. Wie bereits erwähnt stellen dabei die Bau- und Abbruchabfälle mit gut 55 Prozent des gesamten Abfallaufkommens den größten Abfallstrom dar.

Die statistischen Angaben zur Bundesrepublik Deutschland basieren auf den Erhebungen des statistischen Bundesamtes aus dem Jahr 2021. Die Angaben werden nach dem Umweltstatistikgesetz (UStatG) mit Hilfe eines Rechenmodels zur Abfallbilanz zusammengeführt. Basis des Rechenmodels bilden einheitliche Definitionen und Schlüssel, welche an den Behandlungs- und Entsorgungsanlagen angebracht sind und die Abfälle der entsprechenden Abfallart zuordnen. Bau- und Abbruchabfälle werden nach dem europäischen Abfallverzeichnis über den Schlüssel der Abfallgruppe 17 zugeordnet. Experten aus der Bauwirtschaft, den Regierungspräsidien oder dem Umweltministerium weisen jedoch darauf hin, dass primär im Bereich der Bau- und Abbruchabfälle die tatsächlichen Stoffströme nicht erfasst werden (z.B. firmenintern fließende Stoffströme, illegale Entsorgungswege, u.v.m.). Die Daten können als gute Näherung angesehen, sollten aber trotzdem gründlich hinterfragt werden.

Tabelle 1 fasst die statistischen Abfalldaten für Bau- und Abbruchabfälle der Jahre 2014, 2016, 2018 und 2019 zusammen. In Spalte zwei der Tabelle wird das Gesamtabfallaufkommen, in Spalte drei die beseitigte Menge gemäß § 3 Abs. 26 Satz 1 KrWG und in Spalte 4 die verwertete Menge gemäß § 3 Abs. 23 Satz 1 KrWG in 1000 Tonnen dargestellt. Neben der Zeile für Bau- und Abbruchabfälle wird die darin enthaltene Menge an Boden, Steinen und Baggergut aufgezeigt. Die Aufgliederung in gefährliche und ungefährliche Abfälle soll verdeutlichen, dass der mengenmäßig bedeutsame Bodenaushub meistens als unbelastet eingestuft ist.

Anhand des Liniendiagramms (s. Abbildung 19) ist erkenntlich, dass die Bau- und Abbruchabfälle in den vergangenen Jahren monoton gestiegen sind. Der Zuwachs von 2014 bis 2019 liegt in der Bundesrepublik Deutschland bei 21,21 Millionen Tonnen (10,2 Prozent). Dies resultiert vor allem aus dem anhaltenden „Bau-Boom" und dem damit einhergehenden, steigendem Flächenverbrauch für neue Straßen, Wohn- und Gewerbegebiete. Aber auch die Zunahme der Bevölkerung und der Verkehrsbelastung sorgt für anhaltende Sanierungs-, Neubau-, Rekonstruktions- oder Abbruchmaßnahmen, bei denen enorme Abfallmengen anfallen. Der Funktionsgraph „Boden, Steine und Baggergut" aus Abbildung 19 ist annähernd identisch monoton steigend wie das gesamte Abfallaufkommen.

Von der Gesamtmenge der Bau- und Abbruchabfälle in Deutschland werden im Durchschnitt gut 11,9 Prozent (ca. 26,5 Millionen Tonnen) beseitigt beziehungsweise deponiert. Das restliche Abfallaufkommen (ca. 197 Millionen Tonnen) wird im Sinne von § 3 Abs. 23 Satz 1 KrWG einer Verwertung zugeführt. Das bedeutet, die Materialien werden für eine Wiederverwendung vorbereitet, recycelt oder ordnungsgemäß verfüllt.

Für den repräsentativen Zeitraum 2014 bis 2019 sind durchschnittlich 58 Prozent (ca. 129,3 Millionen Tonnen) des Abfallaufkommens von Bau- und Abbruchabfällen, der Untergruppe „17 05 - Boden, Steine und Baggergut" zuzuordnen. Die mittlere Verwertungsrate dieser Untergruppe liegt mit 84,9 Prozent (ca. 109,7 Millionen Tonnen) etwas unterhalb der Verwertungsrate der Gesamtbetrachtung. Anhand dessen lässt sich bereits die Tendenz einer zu hohen Deponierung ungefährlicher Abfälle erkennen. Diese Feststellung wird durch nachfolgende Veranschaulichung weiter untermauert (s. Seite 41).

Tabelle 1   Abfallbilanz Bundesrepublik Deutschland – AVV 17 Bau- und Abbruchabfälle (3); (28)

Art des Abfalls (§ 2 Abs. 1 Anlage AVV)		Abfallaufkommen insgesamt	Beseitigung (§ 3 Abs. 26 Satz 1 KrWG)	Verwertung (§ 3 Abs. 23 Satz 1 KrWG)
	Einheit	[1000 t]	[1000 t]	[1000 t]
2014	Bau- und Abbruchabfälle	**209.538**	24.664	184.874
	davon… Boden, Steine und Baggergut	**121.105**	18.457	102.649
	gefährliche Abfälle	2.579	1.566	1.012
	nicht gefährliche Abfälle	118.527	16.891	101.636
2016	Bau- und Abbruchabfälle	**222.776**	25.648	197.128
	davon… Boden, Steine und Baggergut	**127.644**	18.970	108.673
	gefährliche Abfälle	2.488	1.545	943
	nicht gefährliche Abfälle	125.156	17.425	107.731
2018	Bau- und Abbruchabfälle	**228.120**	26.993	201.127
	davon… Boden, Steine und Baggergut	**133.183**	19.930	113.253
	gefährliche Abfälle	2.865	1.913	952
	nicht gefährliche Abfälle	130.318	18.017	112.301
2019	Bau- und Abbruchabfälle	**230.851**	28.460	202.391
	davon… Boden, Steine und Baggergut	**134.471**	20.513	113.958
	gefährliche Abfälle	2.382	1.509	873
	nicht gefährliche Abfälle	132.090	19.004	113.086

Tabelle 1   Abfallbilanz Bundesrepublik Deutschland – AVV 17 Bau- und Abbruchabfälle (3); (28)

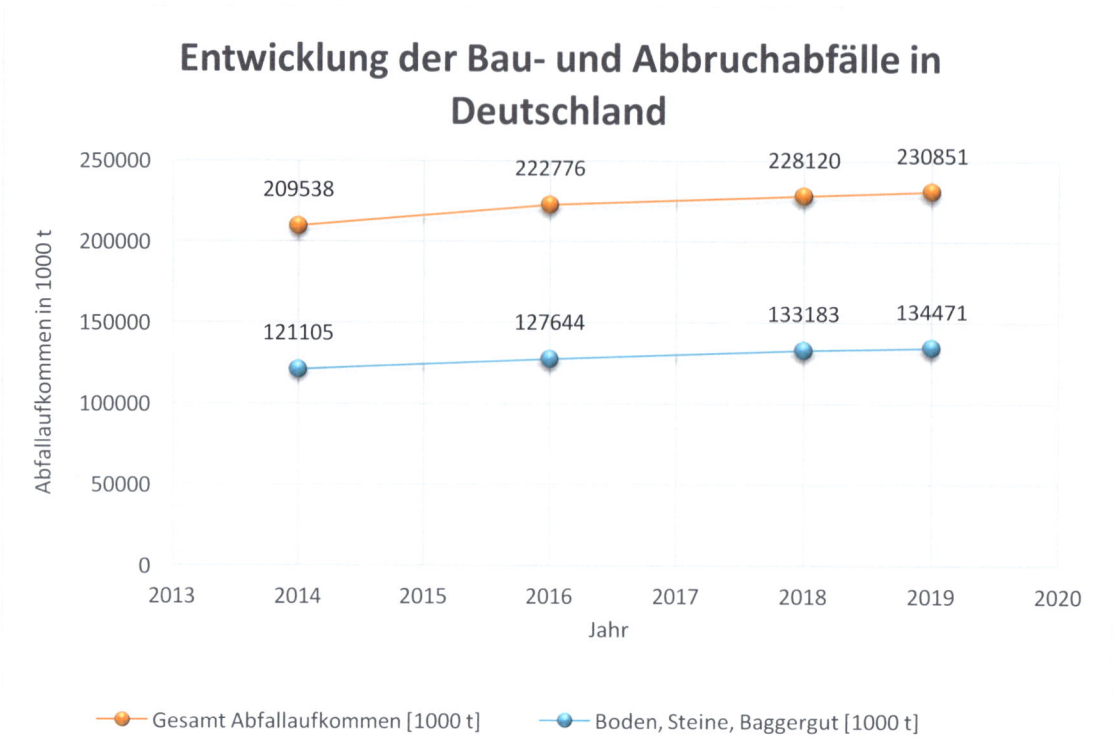

Abbildung 19   *Entwicklung der Bau- und Abbruchabfälle in Deutschland*
[Eigenes Diagramm, in Anlehnung an Tabelle 1, 23.11.2021]

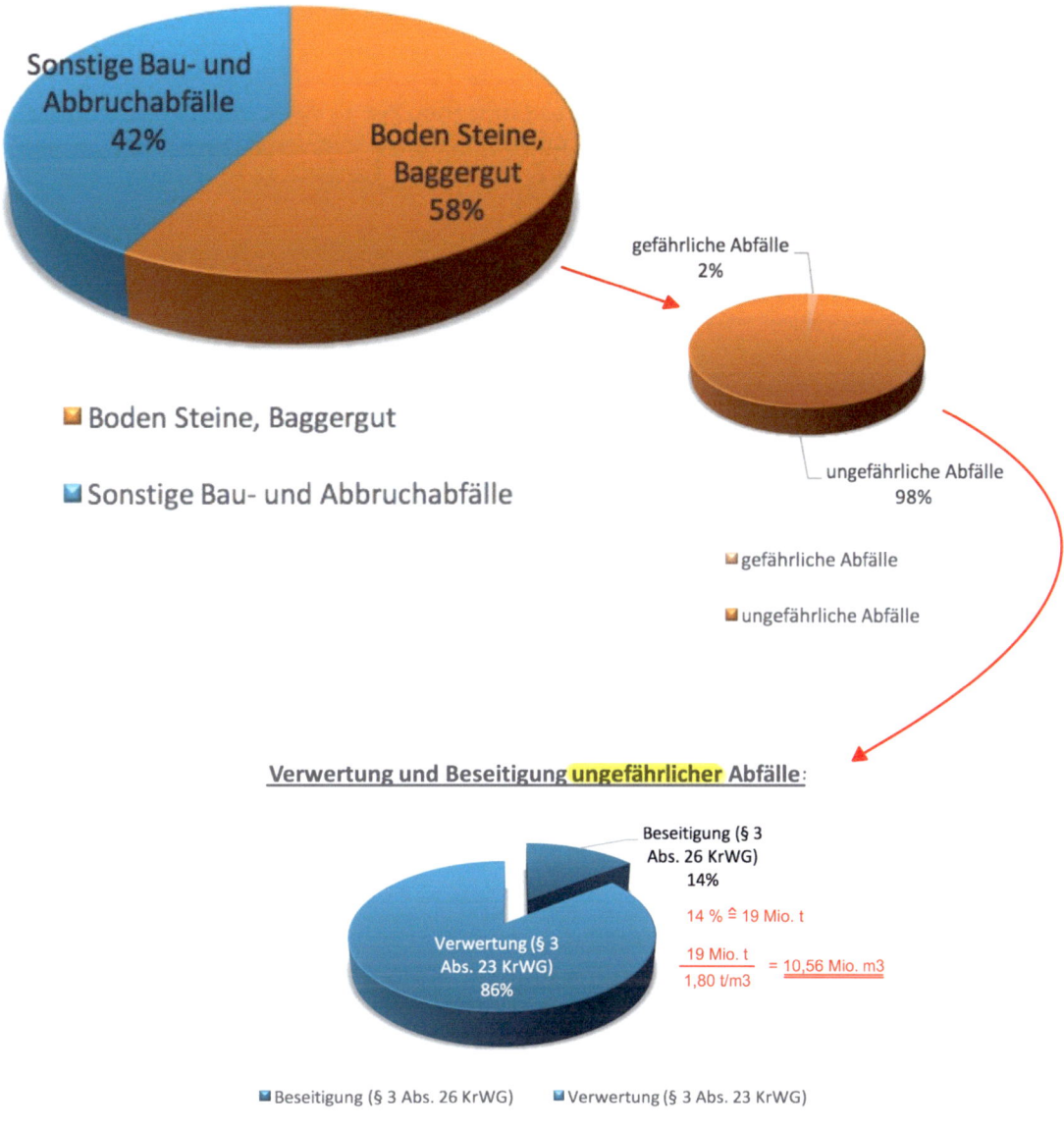

Abbildung 20   *Quantitative Aufteilung der Bau- und Abbruchabfälle in 2019 (Deutschland)*
[Eigene Darstellung, in Anlehnung an Tabelle 1, 23.11.2021]

Den Kuchendiagrammen entsprechend sind lediglich zwei Prozent (ca. 2,6 Millionen Tonnen) der Abfallgruppe „17 05 – Boden, Steine und Baggergut" als gefährlich[10] Einzustufen. Die restlichen 98 Prozent (ca. 126,5 Millionen Tonnen) werden als ungefährliche Abfälle entsorgt.

Das unterste Kuchendiagramm in Abbildung 20 veranschaulicht, dass 86 Prozent der Materialien im Sinne der Abfallhierarchie § 6 Abs. 1 KrWG im Jahr 2019 stofflich verwertet werden. 14 Prozent respektive 19 Millionen Tonnen ungefährlicher Abfälle werden beseitigt. Materialien des Abfallschlüssels 17 05 haben im Durchschnitt eine Dichte von 1,8 Tonnen pro Kubikmeter (vgl. (29)). Durch Division der Gesamtmenge beseitigter, ungefährlicher Abfälle mit dem Umrechnungsfaktor ergibt sich ein Materialvolumen von rund 10,6 Millionen Kubikmeter. Im vereinfachten Kontext bedeutet das, dass jährlich fast 11 Millionen Kubikmeter wertvoller Deponiekapazitäten mit ungefährlichen Böden, Steinen oder ähnlichen Stoffen verbraucht werden.

Im Vergleich dazu benötigen die gesamten Siedlungsabfälle des Jahres 2019 bei einem Umrechnungsfaktor von 0,2 bis 0,4 Tonnen pro Kubikmeter (vgl. (22)) lediglich ein Deponievolumen von etwa zwei bis vier Millionen Kubikmeter. In dieser Aufrechnung enthalten sind gefährliche als auch ungefährliche Siedlungsabfälle.

---

[10] Definition „**gefährliche Abfälle**" siehe Kapitel 1.3

Durch die enorme Menge der Bau- und Abbruchabfälle beziehungsweise der Abfälle der Abfallschlüsselnummer „17 05 – Boden, Steine und Baggergut" könnten diese als treibende Stellschraube der Kreislaufwirtschaft in der Bundesrepublik Deutschland fungieren. Wird die deponierte Menge an ungefährlichem Boden- oder Erdaushub bundesweit von 14 Prozent auf 10 Prozent verringert, so kann ein Deponievolumen geschaffen werden, welches für die gesamten Siedlungsabfälle innerhalb eines Jahres ausreichend ist (s. nachfolgende Rechnung).

→ Auswirkungen der Deponierung von Abfall „17 05" auf das Gesamt-Deponierungsvolumen:

- repräsentatives Betrachtungsjahr: 2019 (s. Tabelle 1)
- Art des Abfalls: Boden, Steine und Baggergut (17 05)
- Nicht gefährliche Abfälle (Gesamt): 132.090 [1000 t]

  → Beseitigung: 19.004 [1000 t] = 14,39 %

  → Verwertung: 113.086 [1000 t] = 85,61 %

- Siedlungsabfälle insgesamt: 798 [1000 t] (Beseitigung)

Gesucht: **Wie viel Deponievolumen für Siedlungsabfälle kann durch Verringerung der Beseitigung von ungefährlichen Abfällen der Untergruppe 17 05 geschaffen werden?**

Ansatz: Verringerung der Beseitigungsquote von 14,39 % auf 10,00 %

$$132.090 \; [1000 \; t] \; \cdot \; 10,00 \, \% = 13.209 \; [1000 \; t]$$

$$19.004 \; [1000 \; t] - 13.209 \; [1000 \; t] = 5.795 \; [1000 \; t] \quad \rightarrow \quad 4,39 \, \%$$

- 5.795 [1000 t] Boden, Steine und Baggergut werden nicht beseitigt

$$\frac{5795000 \; t}{1,8 \; \frac{t}{m^3}} = 3,219 \; \text{mio m}^3 \qquad \text{(Einsparung an Deponievolumen)}$$

- 798 [1000 t] werden an Siedlungsabfällen jährlich erzeugt

$$\frac{798000 \; t}{0,2 \; bis \; 0,4 \; \frac{t}{m^3}} = 1,99 \; bis \; 3,99 \; \text{mio m}^3$$

Da Siedlungsabfälle vielseitig sind, liegt kein bestimmter Umrechnungsfaktor vor. Der in dieser Rechnung verwendete Faktor 0,2 bis 0,4 Tonnen pro Kubikmeter ist jedoch sehr konservativ gewählt worden. Es kann daher davon ausgegangen werden, dass das eigentlich benötigte Volumen geringer ist. Nichts desto trotz wird deutlich, welche enormen Volumina nicht gefährliche Bodenmaterialien bei der Deponierung in Deutschland einnehmen. Nicht gefährliche Böden, Steine und Baggergut könnten im Sinne der Kreislaufwirtschaft an anderer Stelle von großer Bedeutung sein. Des Weiteren besitzen sie enormes Wiederverwendungspotential.

Die statistische Auswertung des größten Abfallstromes in Deutschland zeigt auf, dass derzeit erhebliche Mengen von wichtigem Deponieraum mit ungefährlichen Böden, Steinen und Baggergut befüllt werden.

Nachdem die Situation auf Bundesebene eindeutig thematisiert wurde, wird anknüpfend daran die Faktenlage für das Bundesland Hessen dargestellt. Wie bereits in der Kapiteleinleitung erwähnt (s. Seite 37), basieren die Daten und Zahlen auf den dort erläuterten Quellen.

Tabelle 2   Abfallbilanz Bundesland Hessen – AVV 17 Bau- und Abbruchabfälle (30); (31)

Art des Abfalls (§ 2 Abs. 1 Anlage AVV) lediglich **nicht gefährlicher Abfall**		Abfallaufkommen insgesamt	Beseitigung (§ 3 Abs. 26 Satz 1 KrWG)	Verwertung (§ 3 Abs. 23 Satz 1 KrWG)
	Einheit	[1000 t]	[1000 t]	[1000 t]
2012	Bau- und Abbruchabfälle	**12.707**	565	12.142
	davon… Boden, Steine und Baggergut	**7.111**	538	6.573
2014	Bau- und Abbruchabfälle	**13.487**	683	12.804
	davon… Boden, Steine und Baggergut	**7.669**	654	7.015
2016	Bau- und Abbruchabfälle	**15.276**	493	14.783
	davon… Boden, Steine und Baggergut	**9.042**	458	8.584
2018	Bau- und Abbruchabfälle	**13.976**	505	13.471
	davon… Boden, Steine und Baggergut	**8.197**	462	7.735

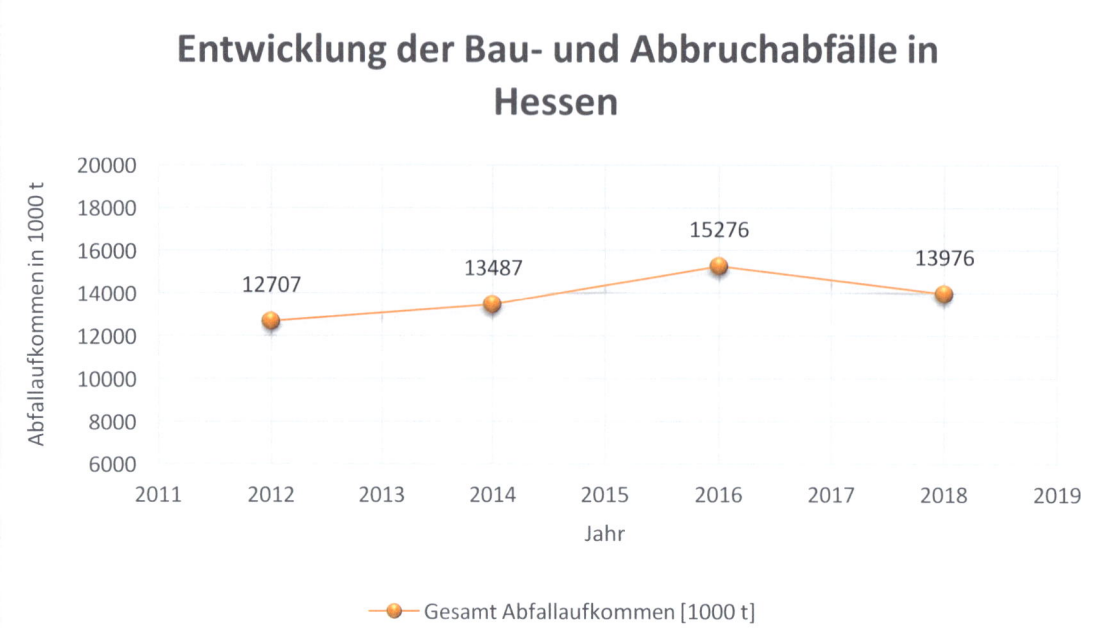

Die Gesamtmenge der Bau- und Abbruchabfälle hat von 2012 bis 2016 deutlich zugenommen und ist dann innerhalb von zwei Jahren um 1,30 Millionen Tonnen gesunken. Von dem Jahr 2012 bis 2014 ist ein Zuwachs von rund sechs Prozent erkennbar. In den darauffolgenden Jahren stieg das Abfallaufkommen nochmals um 14 Prozent an.

Trotz des leichten Rückgangs von 15,2 auf 13,9 Millionen Tonnen Abfall, weist die Abfallbilanz einen steigenden Trend für Bau- und Abbruchabfälle auf. Zugrundeliegenden Expertenmeinungen sowie den Ausführungen des Abfallwirtschaftsplanes 2021 wird in den kommenden Jahren von einem tendenziell leicht zunehmenden Aufkommen ausgegangen.

Der Anfall von Bau- und Abbruchabfällen hängt dabei vom zukünftigen Verlauf der Baukonjunktur sowie dem damit einhergehenden Umfang an Neubau-, Sanierungs- oder Abbruchmaßnahmen ab. Darüber hinaus lässt die angespannte weltwirtschaftliche Situation, ausgelöst durch die Corona-Pandemie, nur vage Einschätzungen zur zukünftigen bauwirtschaftlichen Lage zu. Für weitere Ausführungen in dieser wissenschaftlichen Arbeit wird davon ausgegangen, dass das jährliche Gesamtaufkommen von Bau- und Abbruchabfällen in Hessen nahe des Mittelwertes von 13,861 Millionen Tonnen liegt.

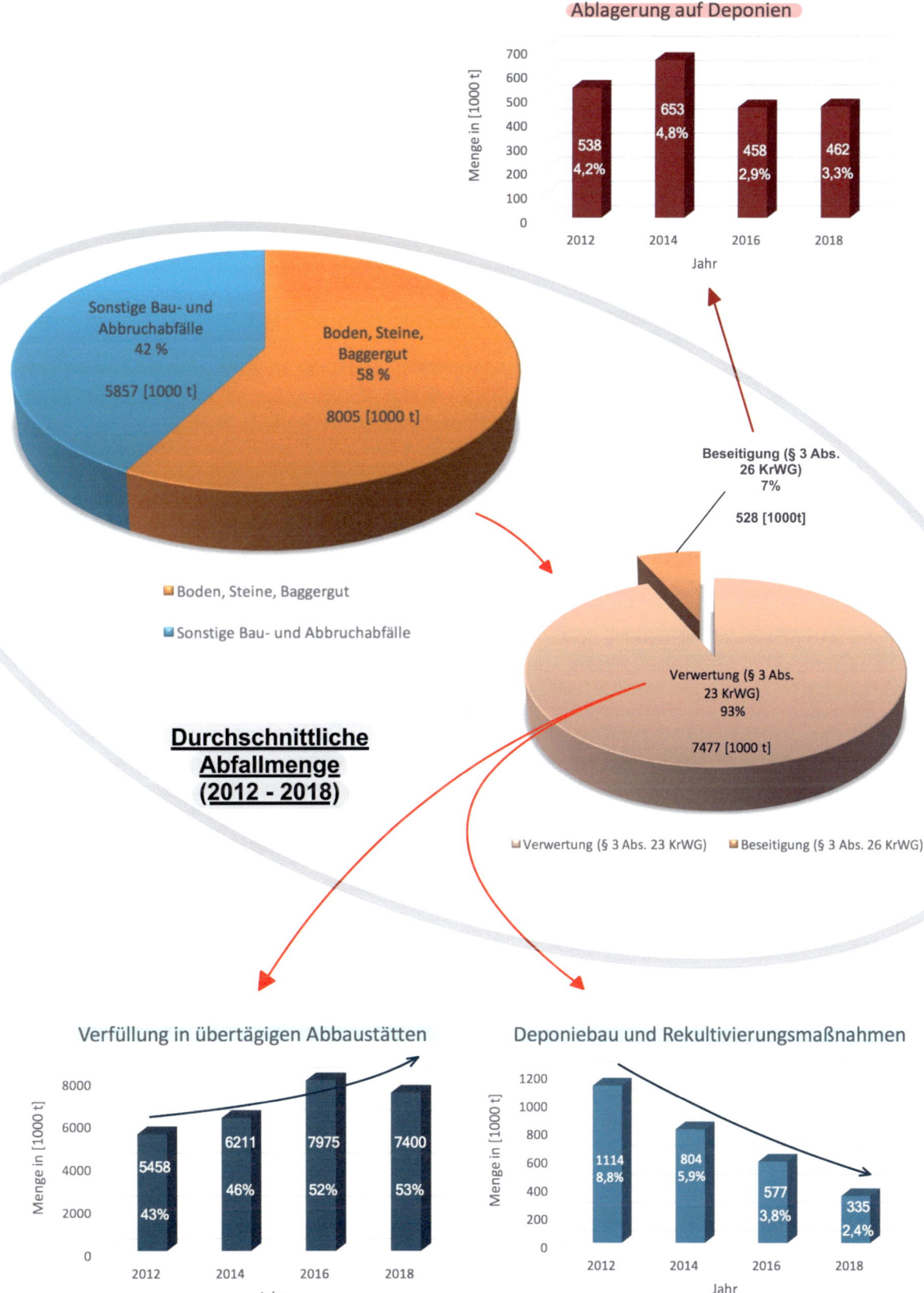

Abbildung 22   *Quantitative Aufteilung der Bau- und Abbruchabfälle in Hessen*
[Eigene Darstellung, in Anlehnung an Tabelle 2, 25.11.2021]

Die Entsorgungswege der Bau- und Abbruchabfälle verlaufen zu rund 54,1 % in der Verfüllung, zu 41,9 % im Recycling und zu 4,1 % des Gesamtaufkommens in der Beseitigung. (30)

Abbildung 22 illustriert, dass mehr als die Hälfte aller Abfälle der Abfallgruppe 17 ungefährliche Böden, Steine oder Baggergut sind (58 % bzw. 8005 [1000 t]). Von dieser enormen Menge wurden laut Statistik 93 Prozent (7477 [1000 t]) einer Verwertung im Sinne des Kreislaufwirtschaftsgesetzes zugeführt.

Die restlichen sieben Prozent wurden im Betrachtungszeitraum beseitigt respektive deponiert. Auffallend ist an dieser Stelle, dass in Hessen mehr Abfälle verwertet werden als im bundesdeutschen Durchschnitt (vgl. Abbildung 20 und Abbildung 22). Außerdem ist bemerkenswert, dass die prozentuale Aufteilung von sonstigen Bau- und Abbruchabfällen mit 42 Prozent der Gesamtmenge und Böden, Steine und Baggergut mit 58 Prozent der Gesamtmenge zwischen Hessen und Deutschland identisch ist.

Nach Analyse des Beseitigungspfades von Abfällen der Untergruppe 17 05 ist zu erkennen, dass die deponierte Menge in Hessen über Jahre relativ konstant ist. Der Mittelwert liegt bei rund 0,53 Millionen Tonnen beziehungsweise 3,8 Prozent am Gesamtabfallaufkommen (Abfallgruppe 17) pro Jahr. Es bleibt auch hier zu benennen, dass infolgedessen rund 294.000 Kubikmeter wertvollen Deponievolumens mit ungefährlichen Böden, Steinen oder Baggergut verbraucht werden.

Im Vergleich dazu beträgt die Menge an gefährlichen und in Hessen deponierten Abfällen aller anderen Abfallgruppen 0,77 Millionen Tonnen (31). Mit einem Umrechnungsfaktor 0,2 bis 0,5 Tonnen pro Kubikmeter ergibt sich ein erforderliches Deponierungsvolumen von 1,54 bis 3,85 Millionen Kubikmeter. Hieran ist erkenntlich, dass die Beseitigung ungefährlicher Abfälle in Deponien zu einem erheblichen Verbrauch der Kapazitäten führt. Um wertvolle Volumina zu sparen und Kosten zu senken, sollte an oberster Stelle der Grundsatz „Gleiches zu Gleichem" beachtet werden. Die Beseitigung von DK 0 Abfällen auf DK 2 Deponien kann nicht im Sinne einer funktionierenden Abfallwirtschaft sein.

Von den verwerteten Materialien wird ein Großteil zur Verfüllung in übertägigen Abbaustätten genutzt. Üblicherweise sind das aktive oder ehemalige Tagebaue, wie beispielsweise Steinbrüche, Kies- oder Sandgruben. Die Menge ist dabei seit dem Jahr 2012 von 43 Prozent aller Bau- und Abbruchabfälle auf 53 Prozent (7,4 Millionen Tonnen) gestiegen. Im Jahr 2016 wurde sogar ein Aufkommen von 8,0 Millionen Tonnen von Verfüllungsbetrieben registriert.

Der weiterhin stark steigende Trend zur Verfüllung in übertägigen Gewinnungsstätten gibt Anlass, die Kreislaufwirtschaft an dieser Stelle zu hinterfragen. Im Betrachtungszeitraum werden rund 7,48 Millionen Tonnen Böden, Steine und Baggergut verwertet. Die durchschnittliche Verfüll-Menge liegt bei 6,76 Millionen Tonnen respektive 90,4 Prozent der Abfallgruppe 17 05 (vgl. Abbildung 22). Konkret ausgedrückt bedeutet das, dass 90,4 Prozent des Erdaushubes in Tagebaulöcher verfüllt wird und somit mehr als die Hälfte aller Bau- und Abbruchabfälle (53 % in 2018) nicht hochwertig genutzt wird. (30); (31)

Die Verwertung von Abfällen der Untergruppe 17 05 zur Rekultivierung oder zum Bau von Deponien zeigt einen stark rückläufigen Trend. Im Jahr 2012 wurden rund 1,11 Millionen Tonnen verwertet und sechs Jahre später lediglich noch 0,34 Millionen Tonnen. Diese Tatsache deutet einerseits den Mangel von Deponierungsstätten an, andererseits ist erkennbar, dass keine neuen Endlagerstätten geplant beziehungsweise errichtet werden. Infolgedessen werden auch keine Materialien für den Bau von Deponietragschichten, Oberflächenabdichtungen oder Rekultivierungsböden benötigt. (30)

Zum Abschluss der landesweiten Betrachtung bleibt festzuhalten, dass der größte Massen-Abfall in Hessen „nicht gefährlicher, mineralischer Bau- und Abbruchabfall" mit ca. 13,9 Millionen Tonnen ist. Davon nehmen Böden, Steine und Baggergut mit 58 Prozent (ca. 8,0 Millionen Tonnen) den bedeutsamsten Anteil ein. Der dominierende Verwertungsweg, welcher tendenziell zunimmt, ist die Verfüllung. Die Verwertung als Recycling stagniert und die Beseitigung auf Deponien kann gegenwärtig als tendenziell konstant bis leicht ansteigend betrachtet werden.

4.2 Entsorgungskapazitäten regional und überregional

Gemäß der europäischen Abfallrahmenrichtlinie (AbfRRL) gilt für den Umgang mit Bau- und Abbruchabfällen die fünfstufige Abfallhierarchie. Danach sollen Abfälle grundsätzlich vermieden werden. Sofern dies nicht möglich ist, sollen Möglichkeiten zur gezielten Wiederverwendung, zum Recycling oder zu einer sonstigen Verwertung geschaffen werden. In der Verwertungsstufe kommt der Minimierung der abzulagernden Masse im Sinne der Kreislaufwirtschaft eine herausgehobene Stellung zu. Die Verwertung in Form der Baustoffaufbereitung und Wiederverwendung wird angestrebt. Mineralische Abfälle, die sich aufgrund ihrer Schadstoffbelastung nicht für eine bauphysikalische oder umwelttechnische Verwertung eignen, müssen in passenden Deponien beseitigt werden. Für diese Restmenge muss die Entsorgungssicherheit durch entsprechende Deponiekapazitäten gegeben sein.

Um die Deponiesituation des Landes Hessen bundeseinheitlich einzuordnen und zu vergleichen, wird die Lage in anderen Bundesländern kurz beschrieben.

Mit dem Beginn der siebziger Jahre wurden in Deutschland mehr als 65.000 unkontrollierte Ablagerungsstätten erfasst (3). Zeitgleich dazu entwickelte sich in den siebziger, achtziger und neunziger Jahren ein umfangreiches Abfallrecht, welches strenge Anforderungen an die Deponierung von Abfällen stellt (vgl. Kapitel 3.2). Seit Datenerfassung ist die Anzahl der in Deutschland betriebenen Endlagerstätten stetig zurückgegangen. Im Jahr 2018 erfasste das Statistische Bundesamt Deutschland 1052 Deponien mit einem gesamten Restvolumen von 458,85 Millionen Kubikmeter. Darunter fallen 756 Deponien der Deponieklasse 0 (Restvolumen: 134,88 Millionen Kubikmeter), 122 Deponien der Klasse I (Restvolumen: 219,53 Millionen Kubikmeter), 144 Deponien der Klasse II (Restvolumen: 75,37 Millionen Kubikmeter), 30 Deponien der Klasse III und IV (Restvolumen: 28,81 Millionen Kubikmeter). Im Jahr 2019 ist die Gesamtzahl der Deponien nach statistischem Bundesamt um 25 Stück auf 1027 Stück gesunken. Dieser Abwärtstrend kann Abbildung 23 entnommen werden. (3)

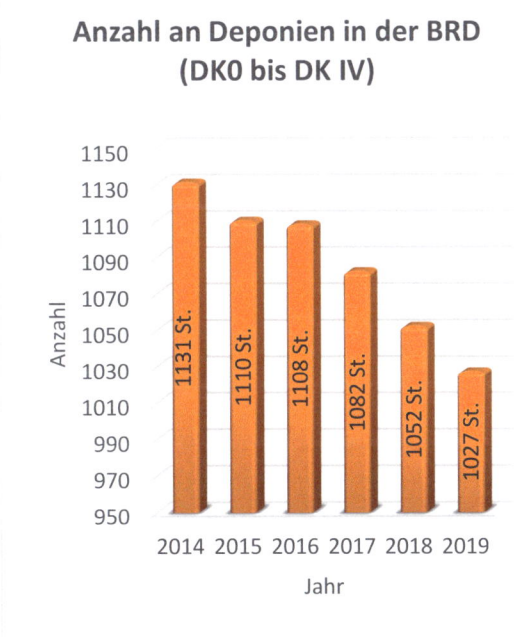
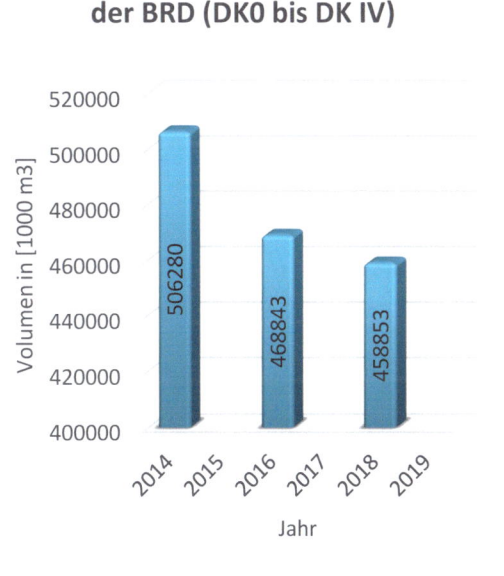

Abbildung 23   Darstellung der Deponiekapazitäten in der BRD
[Eigene Darstellung, in Anlehnung an (3), 26.11.2021]

Vor dem Hintergrund steigender Ablagerungsmengen und gleichzeitig fallender Deponiekapazitäten, besteht in vielen Bundesländern ein dringender regionaler Bedarf an neuem Deponieraum. Fehlender, regionaler Deponieraum führt vor allem in Ballungsgebieten, in denen ein starker Mengenanstieg der Bau- und Abbruchabfälle zu verzeichnen ist, zu erheblichen Mehrkosten. Diese werden einerseits durch zunehmende Transportentfernungen und andererseits durch die Erhöhung der Deponieentgelte ausgelöst. Zusammengenommen lässt sich somit sagen, dass ein Mangel an Deponiekapazitäten in der gesamten Bundesrepublik vorliegt. Diese Aussage allein zu treffen ist jedoch falsch. Hinter dem aus bauwirtschaftlicher Sicht steckenden Mangel verbirgt sich folgendes:

Neue Kapazitäten von zusätzlichem Deponieraum zu planen und zu genehmigen und dadurch die Entsorgungssicherheit zu gewährleisten kann als öffentliche Aufgabe der Abfallwirtschaftsplanung der Länder verstanden werden. Das Land Hessen setzt dazu jedes fünfte Jahr einen Abfallwirtschaftsplan um, der die Deponiekapazitäten ausweist. Sieht das Land Hessen darin keine Notwendigkeit zur Errichtung neuer Deponien, so werden diese auch nicht neu veranlasst. Mit der Reduzierung von Entsorgungskapazitäten verfolgt die Politik das Ziel, die Kreislaufwirtschaft zu fördern. So weit so gut. Zurückblickend auf Abschnitt 4.1 kristallisiert sich jedoch heraus, dass von den rund 13,5 Millionen Tonnen verwerteter Bau- und Abbruchabfälle durchschnittlich nur 4 Millionen Tonnen einer Baustoffaufbereitung zugeführt wurden. Der Großteil wurde für die Verfüllung in Tagebauten eingesetzt. Das Hauptziel einer funktionierenden Kreislaufwirtschaft liegt jedoch in der Ressourcenschonung. Die geringe Menge der für den Wiedereinbau aufbereiteten Bauabfälle resultiert hauptsächlich aus der fehlenden Akzeptanz von mineralischen Ersatzbaustoffen (s. Kapitel 3.3). Diese Situation macht es unerlässlich, weiterhin ausreichende Deponiekapazitäten vorzuhalten und neu zu planen. Des Weiteren nimmt der enorme Transportaufwand vor dem Hintergrund klimapolitischer Ziele des Landes Hessen ebenfalls eine zu beachtende Stellung ein. Folgender Absatz liefert eine Übersicht über hessische Deponien und setzt einen weiteren Baustein für ökologische und ökonomische Untersuchungen.

Das Bundesland Hessen verfügte im Jahr 2020 über 21 kommunale und betriebseigene Deponien der Deponieklasse DK0, DK I und DK II. Ein sehr starker Rückgang ist in den vergangenen Jahren bei Deponien der Klasse DK 0 zu verzeichnen. Das gesamte Restvolumen dieser Deponierungsklasse liegt bei etwa 315.000 Kubikmeter. Aus dem Abfallwirtschaftsplan geht hervor, dass keine Planungen zur Schaffung neuen Ablagerungsvolumen bekannt sind. In Anbetracht der momentanen Genehmigungszeiten (s. Kapitel 3.6) kann somit davon ausgegangen werden, dass DK 0-Kapazitäten in den kommenden fünf bis zehn Jahren weiter schrumpfen, selbst wenn zeitnah neue Anträge gestellt würden. (30)

Neben der Abnahme der Deponieklasse DK 0 hat auch die Anzahl der Deponien DK I abgenommen. Das Restvolumen der bestehenden drei Standorte beläuft sich auf 2,25 Millionen Kubikmeter. Darüber hinaus sind an den Standorten Nieder-Ofleiden und Battenberg 945.000 Kubikmeter Deponierungsvolumen geplant.

Die größte Anzahl an Deponierungsstätten listet die Deponieklasse DK II. Die 13 Standorte verfügen über ein Restvolumen von 5,13 Millionen Kubikmeter. In Planung beziehungsweise im Bau sind weitere 8,30 Millionen Kubikmeter. Da das Deponierungsvolumen der Klasse DK II normalerweise für belastete Abfälle wie Hausmüll oder vergleichbare mineralische Gewerbeabfälle vorzuhalten ist, sollte dieses Restvolumen auf keinen Fall mit in die Bewertung der Entsorgungssicherheit von unbelastetem Erdaushub oder Bauschutt hinzugezählt werden.

Eine kartografische Übersicht gibt Abbildung 24.

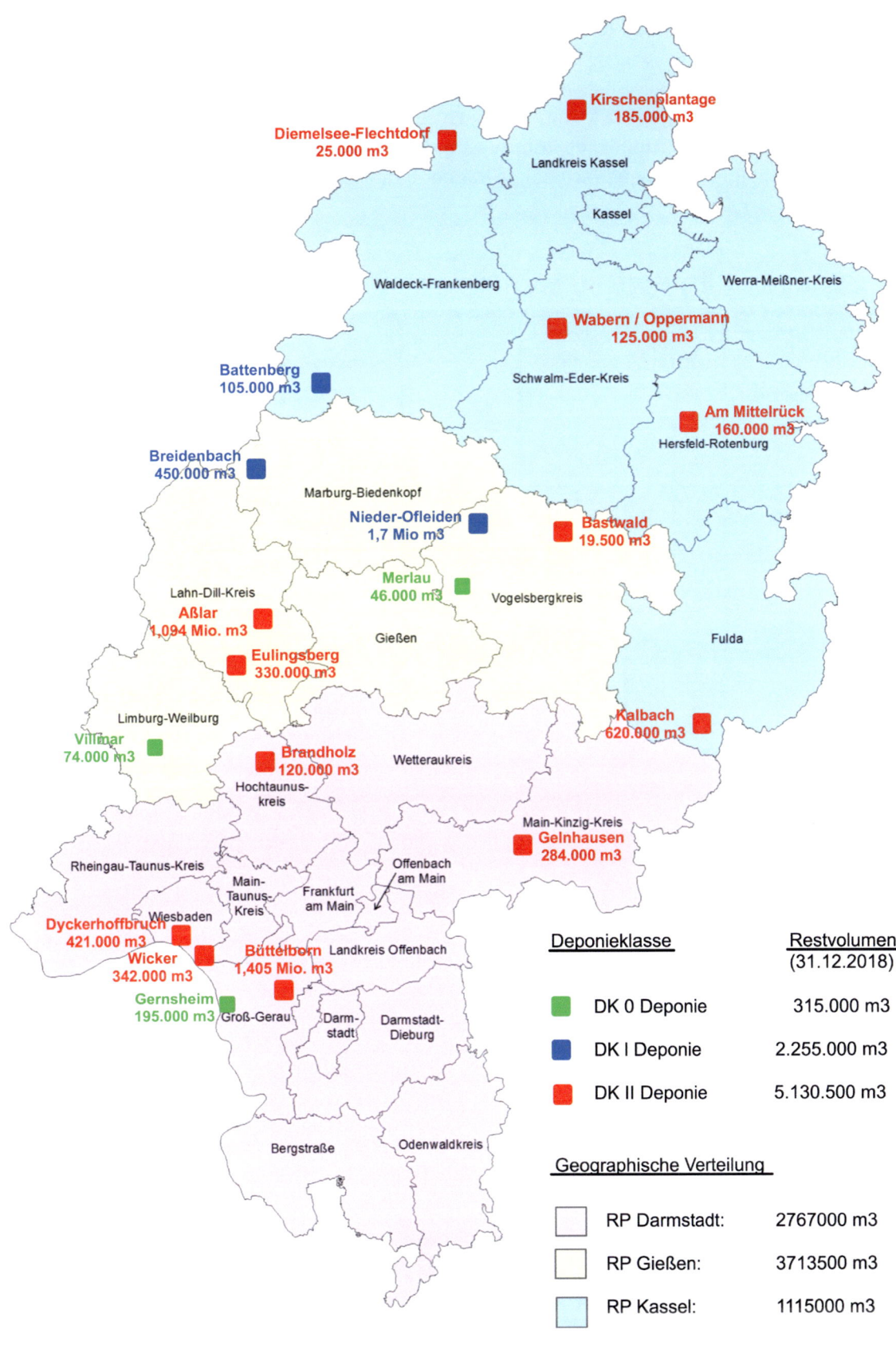

Abbildung 24   Kartographische Darstellung der Deponiestandorte DK0 bis DK II in Hessen
[Eigene Darstellung, in Anlehnung an (30), 28.11.2021]

Um die Anzahl hessischer Deponien bundeslandübergreifend zu vergleichen, wird die Wirtschaftsleistung in Form des Bruttoinlandsproduktes durch die Anzahl der Deponien geteilt. Die Deponieanzahl der jeweiligen Nachbarbundesländer Hessens wurde aus dem dazugehörigen und aktuell verfügbaren Abfallwirtschaftsplan entnommen. Die Spalte sechs „Landesfläche pro Deponie" dient in Kapitel 4.3 zum Vergleich der Deponieanzahl pro Quadratkilometer. Der Vergleich über das Bruttoinlandsprodukt wird daher gezogen, da die Wirtschaftsleistung eines Landes auch immer in enger Verbindung mit der Bautätigkeit steht.

Tabelle 3   Bundesländervergleich der Deponieanzahl bezogen auf die Wirtschaftsleistung und die Landesfläche [Eigene Darstellung, in Anlehnung an (30), 29.11.2021]

Bundesland	Anzahl Deponien				BIP in Mio. €	Landesfläche [km²]	Wirtschafts-leistung pro Deponie [Mio €/Dep.]	Landesfläche pro Deponie [km²/Dep.]
	DK 0	DK I	DK II	Ges.				
Hessen	3	3	13	19	281.418	21.115	14.811	1.111
Bayern	256	14	29	299	610.217	70.550	2.040	235
Baden-Württemberg	275	14	22	311	500.790	35.751	1.610	115
Rheinland-Pfalz	25	3	12	40	141.905	19.858	3.547	496
Nordrhein-Westfalen	77	26	18	121	697.125	34.098	5.761	281
Niedersachsen	1	9	19	29	295.895	47.709	10.203	1.645
Thüringen	/	2	8	10	61.536	16.202	6.153	1.620

Bemerkenswert ist, dass Hessen bei einer Wirtschaftsleistung von 14.811 Millionen Euro lediglich eine Deponie vorsieht. Dies ist im Vergleich zu den benachbarten Bundesländern deutlich weniger. Die Bundesländer mit der größten Wirtschaftsleistung Nordrhein-Westfalen, Bayern und Baden-Württemberg halten bereits bei 2.000 bis 6.000 Millionen Euro eine Deponie vor.

Bezogen auf die Landesfläche ist im Bundesland Hessen ebenfalls ein Mangel zu verzeichnen. Lediglich die Bundesländer Niedersachen und Thüringen haben noch weniger Deponien pro Quadratkilometer Landesfläche.

Im Gesamtranking, welches sich aus Betrachtung der Wirtschaftsleistung und der Landesfläche zusammensetzt, muss deutlich hervorgehoben werden, dass Hessen im Bundesländervergleich am schlechtesten abschneidet. Für die jährlich erbrachte Wirtschaftsleistung liegt ein zu geringes Deponienetz vor. Unter der Annahme, dass in wirtschaftlich starken Bundesländern wie Bayern die Entsorgungssicherheit bei 2.040 Millionen Euro Wirtschaftsleistung pro Deponie gegeben ist, müsste Hessen die Anzahl der Deponien um 118 Stück erhöhen. Das Deponienetz beziehungsweise das Einzugsgebiet pro Deponie würde dann bei 154 Quadratkilometer pro Deponie liegen und entspräche den Top-Werten des Vergleiches.

Weiterhin beachtenswert für die Untersuchungen dieser wissenschaftlichen Arbeit sind die in Hessen genehmigten Verfüllungsstätten. In einem Interview mit dem Dezernat „44-Bergaufsicht" des Regierungspräsidiums Darmstadt konnten folgende wichtige Informationen erlangt werden.

Es existieren bisher keine einheitlichen Regeln zur Verfüllung nicht gefährlicher mineralischer Baustoffe in übertägigen Abbaustätten. Beispielsweise erschweren unterschiedliche Analyse-verfahren für die zu verwertenden Stoffe die Verwertung in ortsnahen Tagebauen. Mit der Deponieverordnung, der hessischen Verfüllrichtlinie, der Richtlinie für die Verwertung von Bodenmaterial, Bauschutt und Straßenbau in Tagebauen des Landes Hessen oder auch der LAGA M 20 sind vor allem für gering belastete Abfälle keine einheitlichen Kriterien gegeben.

Damit einhergehend ist es ebenfalls nicht möglich, konkrete Angaben zum vorhandenen Ver-füllungsvolumen auszugeben. Die Mengen müssten einzeln bei dem zuständigen Dezernat der drei hessischen Regierungspräsidien erfragt werden. Im Rahmen dieser Ausarbeitung wurde eine rein qualitative Übersicht über die Anzahl und den Standort der zur Verfügung stehenden Verfüllungsstätten geschaffen (s. Abbildung 25). Für den Regierungsbezirk Darmstadt liegen keine Angaben vor.

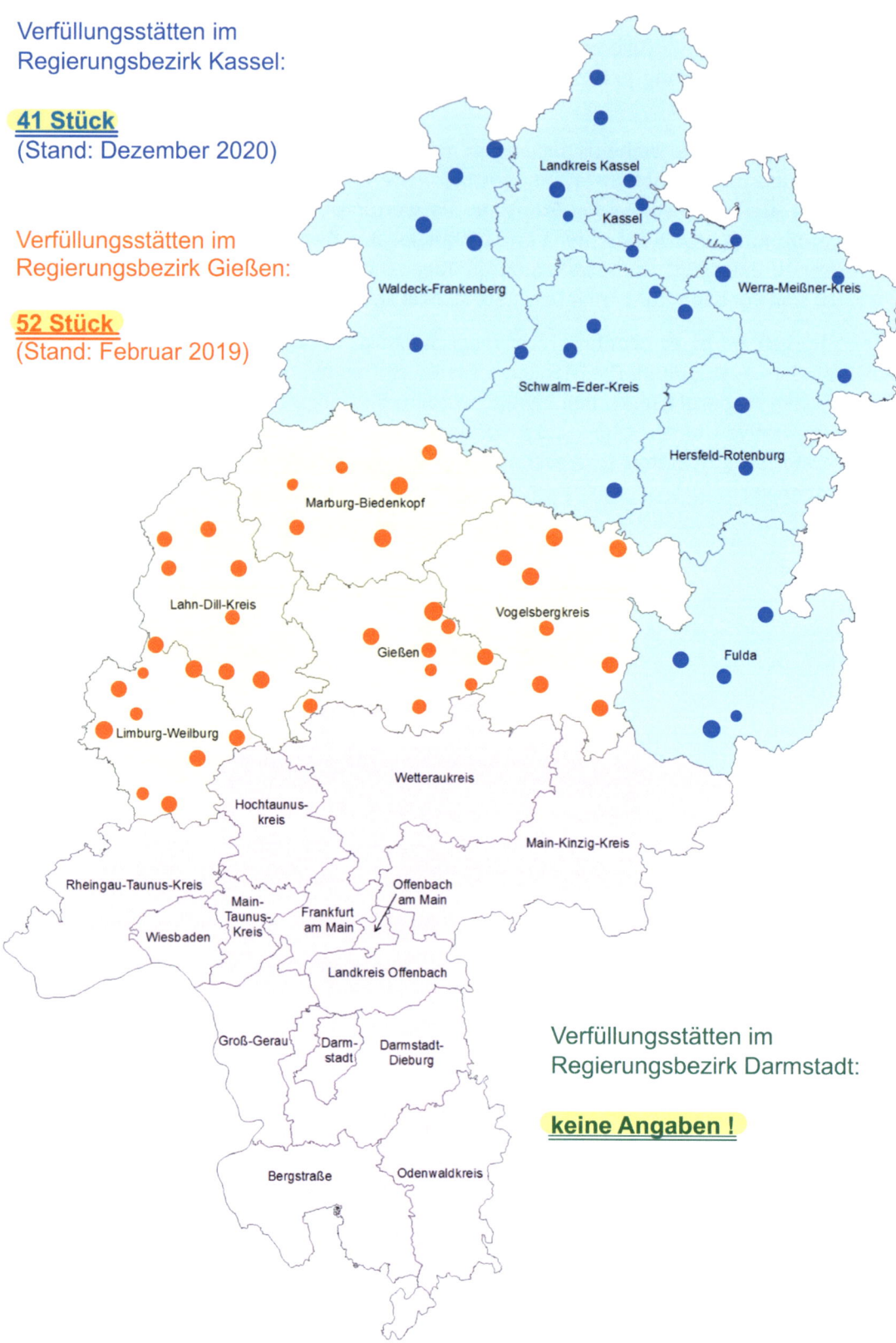

Verfüllungsstätten im
Regierungsbezirk Kassel:

41 Stück
(Stand: Dezember 2020)

Verfüllungsstätten im
Regierungsbezirk Gießen:

52 Stück
(Stand: Februar 2019)

Verfüllungsstätten im
Regierungsbezirk Darmstadt:

keine Angaben !

*Abbildung 25   Kartographische Übersicht der Verfüllungsstätten in Hessen
[Eigene Darstellung, in Anlehnung an (26), 30.11.2021]*

4.3 Status Quo – Mülltourismus

„Mülltourismus (auch Abfalltourismus) ist die umgangssprachliche Bezeichnung für den Transport von Müll über große Strecken, insbesondere aus einem Staat in einen anderen." (32)

Der Begriff des Mülltourismus taucht in den vergangenen Jahren vermehrt im Baugewerbe auf. Hierbei geht es primär um die steigenden Transportentfernungen zur Entsorgung mineralischer Bauabfälle. Dieses Vorgehen widerspricht jedoch dem europäischen Grundsatz der Entsorgung entstandener Bau- und Abbruchabfälle nahe des Entstehungsortes. Die gegenwärtige Situation ist jedoch bereits so weit fortgeschritten, dass die Entsorgung auch außerhalb der Landesgrenzen geschieht. Explizit in der Ballungsregion Frankfurt/Rhein-Main findet dieses Vorgehen täglich Einsatz und das trotz der Entfernung zur Landesgrenze. Aber nicht nur der Export in andere Bundesländer, sondern auch in andere Staaten wird durchgeführt. Hierzu ist insbesondere für gefährliche Abfälle das im Jahr 1992 in Kraft getretene Baseler Übereinkommen zu beachten.

Der Abfallwirtschaftsplan von Deutschland erfasste im Jahr 2018 eine Menge von 22,2 Millionen Tonnen ins Ausland exportierter Abfälle. Im Vergleich dazu ist das Niveau der Abfalleinfuhr nach Deutschland mit 16,5 Millionen Tonnen etwas geringer.

Die enormen Transportwege innerhalb Hessens können bereits anhand von Tabelle 3 festgestellt werden. In Hessen befindet sich im Mittel auf einer Fläche von 1.111 Quadratkilometern lediglich eine Deponie. Dieser Wert wird lediglich von den Bundesländern Niedersachsen und Thüringen überboten. Die Analyse liefert hier eine Fläche von ca. 1.600 Quadratkilometer pro Deponie. Nichtsdestotrotz kann für das Land Hessen keine absolute Sondersituation ausgesprochen werden, da die Lage in anderen Regionen ähnlich ist.

Ein weiterer Grund für die enormen Transportwege sind unterschiedliche Analyseverfahren für die zu verwertenden Stoffe. Soll beispielsweise Erdaushub in einem der Bergaufsicht unterliegenden Tagebau verfüllt werden, so gelten in Hessen seit 2014 keine LAGA-Mitteilungen, sondern gesetzliche Regelungen wie das Bundes-Bodenschutzgesetz (BBodSchG) oder das Bundesberggesetz (BbergG). Folglich kann eine LAGA-Analytik nicht zur Bewertung nach Bodenschutzrecht herangezogen werden. Die Verfüllbetriebe nehmen demnach nur bestimmt analysierte Materialien an und die Transportwege werden länger. Diese Tatsache trägt auch dazu bei, dass sich der Eindruck vermeintlich fehlender ortsnaher Kapazitäten verstärkt.

Ein weiteres Problem bei der Entsorgung von Bauschutt und Erdaushub, welches direkte Auswirkung auf höhere Transportwege hat, stellte sich bei einer Auswertung des Verbandes baugewerblicher Unternehmer Hessen e.V. im Jahr 2018 heraus. Der Verband erkannte anhand von Statistiken, dass es zu einer erheblichen Stoffstromverschiebung innerhalb des Bundeslandes gekommen ist. Im Jahr 2016 wurden etwa 45 Prozent des Erdaushubes in übertägigen Verfüllungsstätten des Regierungspräsidiums Gießen entsorgt. Die Entsorgung des restlichen Materials teilte sich zu 35 Prozent auf das Regierungspräsidium Darmstadt und 20 Prozent auf das Regierungspräsidium Kassel. Im Jahr 2003 waren diese Anteile innerhalb der Präsidien vertauscht. (33)

Diese Verschiebung der Stoffströme und Entsorgungsstätten von Südhessen nach Mittelhessen entspricht weder der Bevölkerungsstruktur, noch der Bautätigkeit respektive der Wirtschaftsleistung der Region. Etwa 70 Prozent des Bruttoinlandsproduktes wurden in den Ballungsgebieten Südhessens im Jahr 2018 erwirtschaftet. Es ist somit stark davon auszugehen, dass die erfassten 3,3 Millionen Tonnen Erdaushub, welche im RP Gießen entsorgt wurden, nicht alle dort angefallen sind. (33) (s. Abbildung 26)

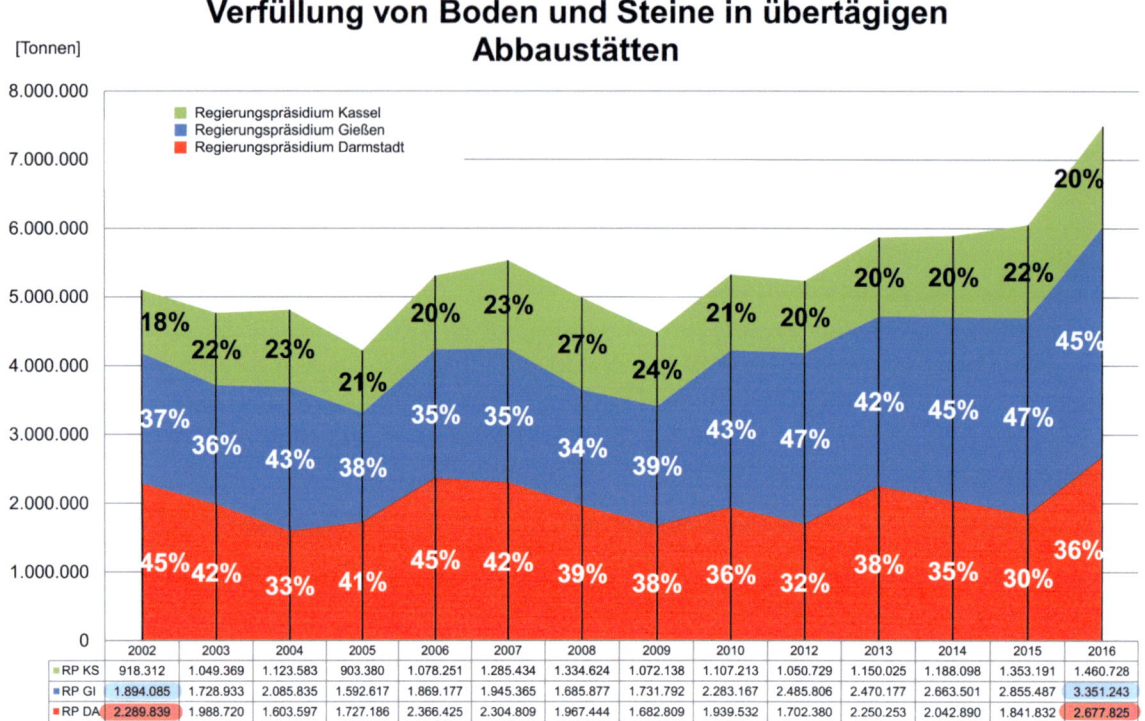

Verfüllung von Boden und Steine in übertägigen Abbaustätten

[Tonnen]

Legende:
- Regierungspräsidium Kassel
- Regierungspräsidium Gießen
- Regierungspräsidium Darmstadt

	2002	2003	2004	2005	2006	2007	2008	2009	2010	2012	2013	2014	2015	2016
RP KS	918.312	1.049.369	1.123.583	903.380	1.078.251	1.285.434	1.334.624	1.072.138	1.107.213	1.050.729	1.150.025	1.188.098	1.353.191	1.460.728
RP GI	1.894.085	1.728.933	2.085.835	1.592.617	1.869.177	1.945.365	1.685.877	1.731.792	2.283.167	2.485.806	2.470.177	2.663.501	2.855.487	3.351.243
RP DA	2.289.839	1.988.720	1.603.597	1.727.186	2.366.425	2.304.809	1.967.444	1.682.809	1.939.532	1.702.380	2.250.253	2.042.890	1.841.832	2.677.825

Abbildung 26   Verfüllung von Boden und Steinen nach Regierungspräsidien – Auswertung des Verbandes bau gewerblicher Unternehmer Hessen e.V. [(33); (34)]

Zur Erfassung der tatsächlichen mittleren Transportentfernung führte der Verband bauge-werblicher Unternehmer im Jahr 2018 eine Umfrage unter dessen Mitgliedsunternehmen durch. Nach Auswertung der Umfrageergebnisse lag die mittlere Transportentfernung zur Entsorgung von Bau- und Abbruchabfällen in Hessen bei 47 Kilometern (einfach). Im Bereich der zu deponierenden Abfälle der Zuordnungswerte Z2 oder Deponieklasse DK 0 bis DK I gaben 60 Prozent der befragten Unternehmen an, dass der Transportweg über 50 Kilometer liegt. (35) (s. Abbildung 27)

Den Aussagen des Verbandes zufolge gaben Einzelfälle sogar Transportentfernungen von 151 Kilometern an (einfach). (35)

Der Inhaber eines Kanal- und Rohrleitungstiefbauunternehmen aus Kronberg im Taunus bestä-tigt die angedeutete Stoffstromverschiebung nach Mittelhessen und verdeutlicht die enormen Transportentfernungen. Ein Großteil der Bauleistung der Unternehmung findet im Stadtgebiet Frankfurt statt. Der dort anfallende Erdaushub wird mittels Lastkraftwagen rund 80 Kilometer in Richtung Wetzlar bewegt und dort entsorgt.

Die Dauer um einen beladenen Lastkraftwagen zu entleeren und an der Baustelle neu zu bela-den beträgt gemäß den Ausführungen des Geschäftsführers teilweise über drei Stunden. Wel-che ökologischen als auch ökonomischen Auswirkungen dadurch entstehen wird im Anschluss untersucht.

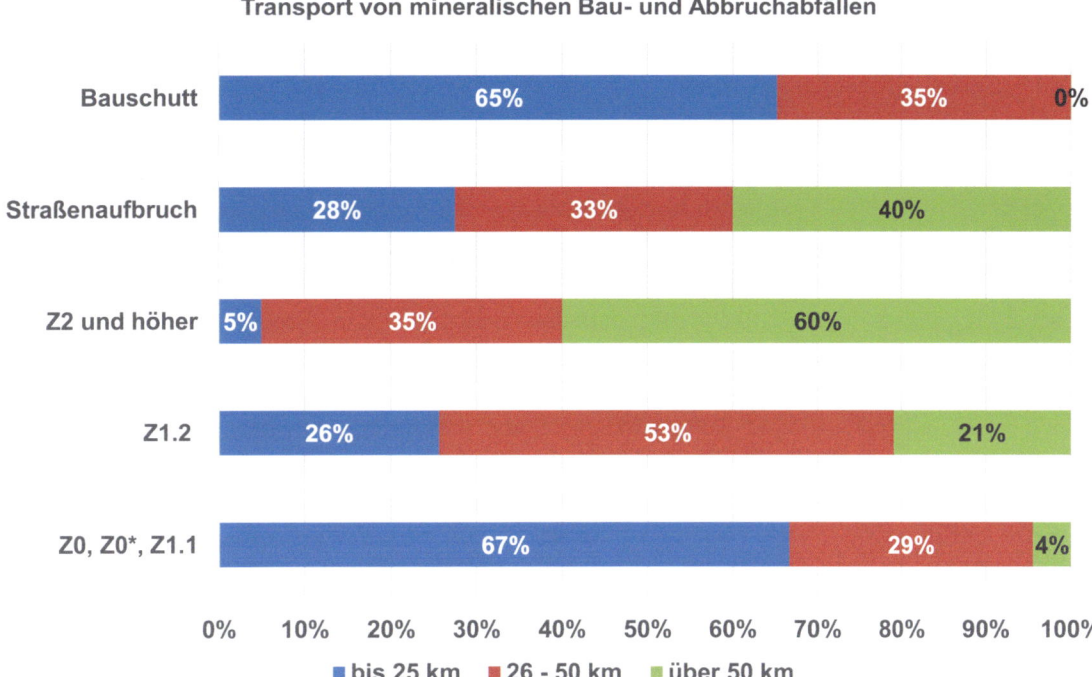

Abbildung 27   Transportentfernungen in Hessen zur Entsorgung von Bau- und Abbruchabfällen (2018) (35)

5   Ökologische Auswirkungen

5.1   Umweltpolitisches Thema

Auf Basis zuvor erläuterter theoretischer Grundlagen kristallisiert sich der Kern der Thematik im Bereich ökologischer Betrachtungsweisen wie folgt heraus. Von gesetzespolitischer Seite wird die Förderung eines kreislaufgerechten Umgangs mit natürlichen Baustoffen und Erdaushub, gemäß den Ausführungen des Kreislaufwirtschaftsgesetzes beziehungsweise der dort beschriebenen Abfallhierarchie gefordert. Das Land Hessen stellt jedes fünfte Jahr einen Abfallwirtschaftsplan auf, der die Deponiekapazitäten und den Deponiebedarf ausweist. Die Tatsache, dass seit mehreren Jahren keine neuen Kapazitäten ausgewiesen wurden, bestätigt die politische Haltung: „Bauschutt und Erdaushub nahe der Baustelle abkippen, kann nicht im Sinne der Kreislaufwirtschaft sein." Von politischer Seite wird befürchtet, dass durch neue regionale Deponien, Bauschutt und Erdaushub auf kurzem Wege entsorgt werden und das Prinzip der Kreislaufwirtschaft in den Hintergrund rutscht. Neben der Förderung der Kreislaufwirtschaft soll mit diesem strikten Vorgehen auch der Schutz von Mensch und Umwelt durch die Schonung des Habitats sowie wertvoller Ressourcen erzielt werden.

Die Statistiken (s. Kapitel 4) zeigen jedoch, dass die Kreislaufwirtschaft noch nicht funktioniert. Stufe zwei „Wiederverwendung" und Stufe drei „Recycling" nehmen bisher nur einen unbedeutenden Teil des Gesamtaufkommens mineralischer Bauabfälle ein. Die geringe Menge resultiert vor allem aus dem Umstand, dass Ersatzbaustoffe mit gewisser Skepsis und fehlender Akzeptanz betrachtet werden. Selbst für Tiefbauleistungen wie die Verfüllung von Kabelleitungsgräben werden Sekundärrohstoffe für den Wiedereinbau nicht ausgeschrieben oder als Alternative zugelassen. Des Weiteren fehlen Zwischenlager, um Materialien überhaupt erstmal aufzubereiten und anschließend für andere Baustellen bereit zu halten. Hinzu kommen ungleiche Analyseverfahren, verschiedene Bewertungskriterien und eine schlechte Übersicht über zur Verfügung stehende Deponierungs- und Verwertungsstätten.

Die Folgen aus ökologischer Sicht sind ein erhöhter CO_2-Ausstoß durch steigende Transportentfernungen, die Verschwendung von wichtigen Deponierungsvolumen mit ungefährlichen Bauabfällen aufgrund fehlender Alternativen, die Förderung illegaler Lagerstätten oder die zusätzliche Lärmbelastung der Umwelt. Da letztere zwei nur sehr schwer erfasst werden können wird lediglich die erhöhte Umweltbelastung durch den Mülltourismus anhand einer Ökobilanz untersucht. Als Grundlage dienen die Daten der statistischen Auswertung aus vorherigem Kapitel.

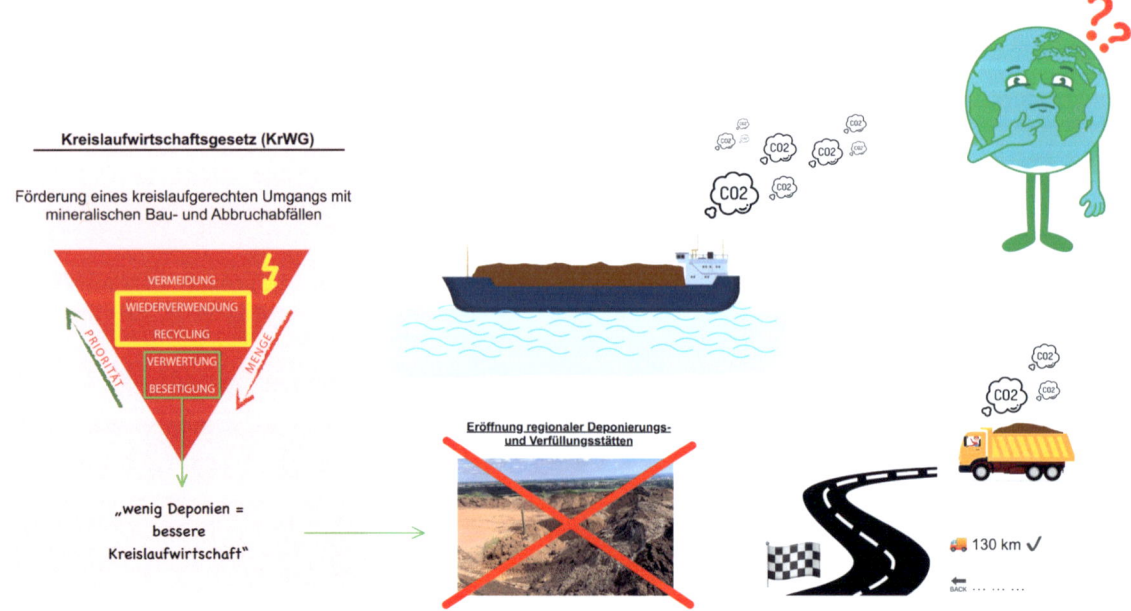

Abbildung 28   Ausgangslage aus ökologischer Sicht [Eigene Darstellung, in Anlehnung an Kap. 3&4, 01.12.2021]

5.2   Ökobilanz der Aushubentsorgung in Hessen

Die lebensnotwendige Kohlenstoffdioxid-Einbindung und die Freisetzung in die Atmosphäre wird durch natürliche Aktivitäten an Land und im Wasser nahezu konstant gehalten. Das Gas respektive die CO_2-Konzentration bleibt somit ohne anthropogene[11] Aktivitäten durch Photosynthese, Zellatmung und Zersetzung im Gleichgewicht. Das Problem ist jedoch die Verbrennung fossiler, kohlenstoffhaltiger Brennstoffe, welche das CO_2-Gleichgewicht kippen und zu einer steten Klimaerwärmung mit substantieller Gefährdung der Lebensgrundlage führen. (36)

Mit einer CO_2-Billanz wird die Menge an Treibhausgasemissionen für eine bestimmte Aktivität quantifiziert. Auf Basis dessen lassen sich wirtschaftliche als auch gesellschaftliche Prozesse im Hinblick auf den Klimaschutz evaluieren und bestenfalls optimieren. Die Angabe erfolgt dabei als CO_2-Äquivalent (CO_2e) pro Zeiteinheit. Das bedeutet, die unterschiedliche Wirkung verschiedener Treibhausgase wird mit der Klimawirkung von CO_2 verglichen, umgerechnet und zusammengefasst. Das CO_2-Äquivalent bildet dann die Summe aller Treibhausgase mit CO_2 als Referenz ab. (36)

Um anhand einer Ökobilanz die Auswirkungen erhöhter Transportentfernungen zur Abfallentsorgung zu untersuchen, müssen gewisse Grundlagen geklärt werden. Die Emissionsdaten, welche der Berechnung zugrunde liegen, wurden den Emissionstabellen für Güterverkehr des Umweltbundesamtes entnommen und in Tabelle 4 zusammengefasst dargestellt. Durch Vergleich mit Angaben anderer Quellen kann von einer hohen Qualität und Plausibilität ausgegangen werden. Für Lastkraftwagen liegt die Treibhausgasemission gemessen in CO_2e bei 113 Gramm pro Tonne und Kilometer.

Tabelle 4   Emissionsdaten im Güterverkehr – Bezugsjahr 2019 (37)

Transportmittel	Treibhaus-gase[12]	Kohlenmo-noxid	Flüchtige Kohlenwas-serstoffe[13]	Stickoxide	Partikel
	[g/tkm] Gramm pro Tonnenkilometer				
LKW[14]	113	0,087	0,037	0,248	0,006
Güterbahn	17	0,011	0,002	0,027	0,001
Binnenschiff	30	0,074	0,028	0,388	0,008

Die Daten der Tabelle sind rechnerische, durchschnittliche Emissionswerte, welche für die Transportmittel aus Basis vielfältiger, theoretischer Faktoren und wissenschaftlicher Annahmen ermittelt wurden. Im realen Fahrbetrieb können diese jedoch von obigen Daten abweichen. (37)

Das gängigste Transportmittel für Erdaushub oder Bauschutt ab der Baustelle sind Lastkraftwagen. Zum Bewegen großer Massen werden größtenteils Sattelzüge mit mehr als vier Achsen eingesetzt. Für diese Betrachtung wird davon ausgegangen, dass der gesamte Abfall lediglich mit Fahrzeugen, bestehend aus einer Zugmaschine mit zwei Achsen und einem Kippauflieger mit drei Achsen transportiert wird. Die zulässige Gesamtmasse eines solchen Fahrzeuges beträgt 40,00 Tonnen.

---

[11] anthropogen: [menschengemacht] durch den Menschen beeinflusst, verursacht (45)
[12] CO_2, CH_4 und N_2O angegeben in CO_2-Äquivalenten
[13] ohne Methan
[14] LKW ab 3,5 Tonnen, Sattelzüge, Lastenzüge

Das Leergewicht, abhängig von Fahrzeugtyp und Ausstattung wird mit 13,20 Tonnen angesetzt. Als Nutzlast respektive Ladegewicht bleiben somit noch 26,80 Tonnen übrig. Die Ladevolumina eines Sattelzuges liegen bei ca. 18 bis 25 Kubikmetern. Beim Transport von Erdaushub können jedoch bei einem Umrechnungsfaktor von 1,80 Tonnen pro Kubikmeter maximal 15 Kubikmeter geladen werden.

Für die weitere Analyse bleibt somit festzuhalten, dass für den Transport von 26,80 Tonnen Bauschutt oder Erdaushub mit einem Sattelzug, Treibhausgasemissionen von 4,52 Kilogramm pro Kilometer entstehen. Wichtig ist dabei zu beachten, dass dies lediglich für den beladenen Transport in Richtung Entsorgungsstelle gilt.

Befragte Transportunternehmen schätzen den Beladungszustand auf dem Rückweg zu 75 Prozent der Fälle „voll" ein. „Nachdem Bodenaushub gefahren wurde, sind die Mulden teilweise mit diesem behaftete. In der Regel können jedoch trotzdem andere Materialien auf dem Rückweg geladen und zur Baustelle transportiert werden."

Die Emissionen bei Leerfahrt betragen 1,49 Kilogramm pro Kilometer.

$$113,00 \ \frac{g}{t \cdot km} \ \cdot \ 40 \ t \ (Gesamtgewicht) = \ 4.520 \ \frac{g}{km} \ \cdot \ \frac{1 \ kg}{1000 \ g} \ = \ \boldsymbol{4,52} \ \frac{\boldsymbol{kg}}{\boldsymbol{km}}$$

$$113,00 \ \frac{g}{t \cdot km} \ \cdot \ 13,20 \ t \ (Leergewicht) = \ 1.491,60 \ \frac{g}{km} \ \cdot \ \frac{1 \ kg}{1000 \ g} \ = \ \boldsymbol{1,49} \ \frac{\boldsymbol{kg}}{\boldsymbol{km}}$$

Damit emittiert der beladene Lastkraftwagen das 29,35-fache eines „normalen" Autos (PKW = 0,154 kg/km). (37)

In vorherigem Kapitel wurde die Gesamtmenge an entsorgten Bau- und Abbruchabfällen in Hessen aus Statistiken zu ca. 13,9 Millionen Tonnen bestimmt. Diese Menge erfasst jedoch lediglich die innerhalb der Landesgrenzen entsorgten Abfälle. Bau- und Abbruchabfälle, welche außerhalb Hessens entsorgt wurden, wie beispielsweise 600.000 Kubikmeter Aushub (Sand, Kies) von der Baustelle des Terminals 3 des Frankfurter Flughafens, werden nicht betrachtet.

Bei einer mittleren Transportentfernung von 47 Kilometern (s. Absatz 4.3) und einem jährlichen Aufkommen an Bau- und Abbruchabfällen von ca. 13,9 Millionen Tonnen, legen rund 550.000 Lastkraftwagen eine Strecke von 51.700.000 Kilometern zurück. Die dadurch entstehenden CO_2e – Emissionen belaufen sich auf 215.000 Tonnen. Es bleibt zu berücksichtigen, dass in der rechnerischen Analyse gewisse Annahmen beziehungsweise Vereinfachungen getroffen wurden (s. nachfolgende Rechnung). Nichtsdestotrotz liefert das Ergebnis eine aussagekräftige Botschaft. Die gesellschaftlichen als auch umweltpolitischen Zielsetzungen des Bundes oder auch speziell des Landes Hessen können bei gleichbleibenden oder steigenden Transportentfernungen nicht erreicht werden.

$\rightarrow$ Berechnung der jährlichen CO_2e – Emissionen in Hessen durch die Entsorgung von Bau- und Abbruchabfällen:

- Art des Abfalls: Bau- und Abbruchabfälle (AVV 17)
- Gesamtmenge (2012 – 2018):   13.900.00 t
- Mittlere Transportentfernung: 47,00 km
- CO_2e – Emissionen: (beladen)   4,52 kg/km
- CO_2e – Emissionen: (nicht beladen) 1,49 kg/km

$$\frac{13.900.000 \ t}{26,80 \ \frac{t}{LKW}} = 518.657 \ LKW \approx 550.000 \ LKW \ (da \ LKW \ nicht \ immer \ volle \ Auslastung)$$

$$550.000 \ LKW \ \cdot 47,00 \ \frac{km}{LKW} = \mathbf{25.850.000 \ km}$$

Hinweg (beladen):	25.850.000 km
Rückweg (beladen):	19.387.500 km ($\cong$ 75,00 %)
Rückweg (nicht beladen):	6.462.500 km ($\cong$ 25,00 %)
Gesamte zurückgelegte Strecke:	51.700.000 km

$$25.850.000 \ km \ \cdot 4,52 \ \frac{kg}{km} = 116.842.000 \ kg \ CO_2e \qquad (Hinweg)$$

$$19.387.500 \ km \ \cdot 4,52 \ \frac{kg}{km} = \ 87.631.500 \ kg \ CO_2e \qquad (Rückweg \ beladen)$$

$$6.462.500 \ km \ \cdot 1,49 \ \frac{kg}{km} = \ 9.629.125 \ kg \ CO_2e \qquad (Rückweg \ nicht \ beladen)$$

Gesamt: $\qquad\qquad$ **214.102.625 kg CO_2e**

Um die Menge an CO_2e – Emissionen von ca. 215.000 Tonnen besser zu erfassen, wird folgender Vergleich angestellt. Als gute Näherung kann die jährliche Speichermenge eines Mischwaldes pro Jahr und Hektar über alle Altersklassen hinweg zu ca. 6 Tonnen angegeben werden. (38)

Der jährliche CO_2e-Ausstoß von 215.000 Tonnen entspricht somit der jährlichen Bindung von 35.684 Hektar Mischwald. Insgesamt umfasst die Waldfläche in Hessen etwa 894.180 Hektar oder 42 Prozent der Landesfläche. Daraus lässt sich schlussfolgern, dass gut 4,0 Prozent des hessischen Waldes mit der Bindung der durch die Entsorgung von Erdaushub und Bauschutt entstehenden Treibhausgasemissionen beschäftigt sind.

Prozessbedingte CO2-Emissionen von der als stark umweltschädlich „verteufelten" Zementherstellung liegen nach Angaben der Treibhausgasbilanz des Landes Hessen für das Jahr 2018 bei 378.000 Tonnen. Stellt man beide Werte gegenüber, so zeigt sich, dass die Emissionen durch weite Transportwege mehr als halb so groß sind, wie die der prozessbedingten Zementklinker Herstellung. Dafür wird derer jedoch gesellschaftlich als auch politisch eine deutlich höhere Bedeutung zugemessen.

Nachfolgend wird aufgezeigt, dass die wirklich relevanten Stellschrauben zur Besserung der ökologischen Situation und der damit einhergehenden Reduzierung der Emissionen von klimaschädlichen Treibhausgasen im Bereich Entsorgung, nicht alleine in der Entwicklung neuer Antriebstechniken, sondern vor allem auch in der Schaffung eines der Wirtschaftsleistung angepassten Netzes an Deponien liegen.

Abbildung 29 zeigt zwei verschiedene Funktionsgraphen. Der orangefarbene Graph bildet die mathematische Beziehung zwischen mittlerer Transportentfernung und CO_2e – Emissionen ab. Der zweite Funktionsgraph zeigt die mögliche Reduzierung an Treibhausgasemissionen durch die Entwicklung alternativer Antriebstechniken. Einigen Studien zufolge zeigt der Diesel-LKW für den Bau und Betrieb pro Kilometer zwei bis dreimal höhere Emissionswerte als der Elektro-

LKW. Die Emissionen aus dem Abtransport der Bau- und Abbruchabfälle könnten somit um 50 Prozent reduziert werden (s. blaue Funktion).

Das Diagramm verdeutlicht, dass ein Zusammenspiel aus beiden Ansätzen „geringere Transportentfernung" und „Einsatz alternativer Antriebstechniken" große Auswirkungen auf die CO2- Bilanz nimmt. Da jedoch der Ausbau eines engmaschigen Deponienetzes vergleichsweise niederschwelliger umzusetzen ist, als alle Lastkraftwagen auf den Antrieb mit erneuerbaren Energien umzustellen, sollte diesem Parameter mindestens gleichwertige Beachtung geschenkt werden. Selbstverständlich ist die Entwicklung umweltfreundlicher Antriebssysteme weiterhin mit großem Nachdruck fortzuführen.

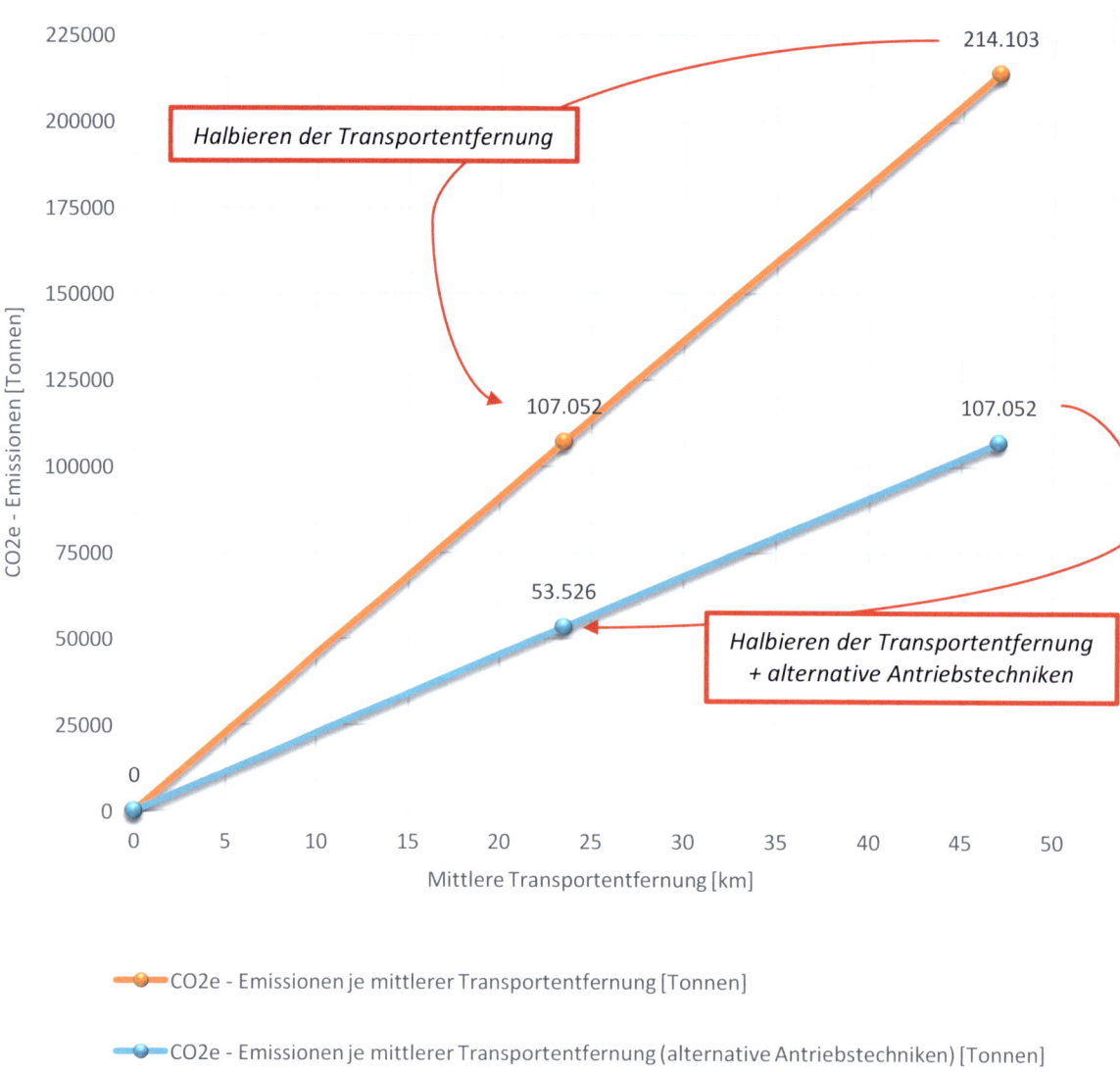

Abbildung 29   Treibhausgasemissionen in Abhängigkeit der Transportentfernung und der Antriebstechnik
                   [Eigenes Diagramm, 04.12.2021]

In dieser Ökobilanz soll des Weiteren ein Transportmittel untersucht werden, welches speziell im Raum Frankfurt zum Abtransport des Aushubmateriales verwendet wird: das Binnenschiff. Frachtschiffe der Binnenschifffahrt weisen eine mittlere Länge von 85,00 Metern und eine mittlere Breite von 9,50 Metern auf. Die Ladekapazität eines solchen Binnenschiffes liegt bei ca. 1.350 Tonnen und das Eigengewicht bei 1.615 Tonnen. (39)

Da sehr viele unterschiedliche Schiffstypen existieren wurden die obigen Mittelwerte als Referenz herangezogen. Abweichungen zu anderen Rechnungen sind daher nicht ausschließbar.

Bei voller Ladung ergibt sich ein CO_2e Ausstoß von 88,95 Kilogramm pro Kilometer.

$$30,00 \ \frac{g}{t \cdot km} \ \cdot \ 2.965 \ t \ (Gesamtgewicht) \ = \ 88.950 \ \frac{g}{km} \ \cdot \ \frac{1 \ kg}{1000 \ g} \ = \ \mathbf{88,95} \ \frac{\mathbf{kg}}{\mathbf{km}}$$

$$30,00 \ \frac{g}{t \cdot km} \ \cdot \ 1.615 \ t \ (Leergewicht) \ = \ 48.450 \ \frac{g}{km} \ \cdot \ \frac{1 \ kg}{1000 \ g} \ = \ \mathbf{48,45} \ \frac{\mathbf{kg}}{\mathbf{km}}$$

Die Emissionsmenge pro Kilometer ist deutlich höher als bei einem Lastkraftwagen. Jedoch würde es rund 61 LKW Fahrten benötigen, um dieselbe Masse zu transportieren. Etliche Plattformen werben mit dem Binnenschiff als umweltfreundlicher Verkehrsträger. Ist es das tatsächlich?

Bei dieser Fragestellung muss beachtet werden, dass die Binnenschiffe sehr viel längere Transportwege hinter sich bringen als der Lastkraftwagen. Bau- und Abbruchabfälle, welche im Frankfurter Hafen geladen werden, werden vornehmlich in den Niederlanden entsorgt respektive im Zuge der Landauffüllung verwertet. Die einfache Transportentfernung liegt bei rund 550 Kilometern.

→   Welcher Verkehrsträger entsorgt Bau- und Abbruchabfälle umweltfreundlicher?

- Art des Abfalls: Bau- und Abbruchabfälle (AVV 17)
- Zu entsorgende Menge: 1.350 t
- Annahme: Rückweg erfolgt bei LKW und Schiff leer

1. Lastkraftwagen:

- Mittlere Transportentfernung: 47,00 km
- CO_2e – Emissionen: (beladen)   4,52 kg/km
- CO_2e – Emissionen: (nicht beladen)   1,49 kg/km

2. Binnenschiff:

- Mittlere Transportentfernung: 550,00 km
- CO_2e – Emissionen: (beladen)   88,95 kg/km
- CO_2e – Emissionen: (nicht beladen)   48,45 kg/km

1. Lastkraftwagen:

$$\frac{1.350\ t}{26{,}80\ \frac{t}{LKW}} = 50{,}37\ LKW \approx 55\ LKW\ (da\ LKW\ nicht\ immer\ volle\ Auslastung)$$

$$55\ LKW\ \cdot 47{,}00\ \frac{km}{LKW} = \boldsymbol{2.585\ km}$$

Hinweg (beladen):	2.585 km
Rückweg (nicht beladen):	2.585 km
Gesamte zurückgelegte Strecke:	5.170 km

$$2.585\ km\ \cdot 4{,}52\ \frac{kg}{km} = 11.684{,}20\ kg\ CO_2e \qquad (Hinweg)$$

$$2.585\ km\ \cdot 1{,}49\ \frac{kg}{km} = 3.851{,}65\ kg\ CO_2e \qquad (Rückweg)$$

Gesamt: $\qquad\qquad$ **15.535,85 kg CO_2e**

2. Binnenschiff:

$$\frac{1.350\ t}{1.350\ \frac{t}{Schiff}} = 1\ Schifffahrt$$

Hinweg (beladen):	550,00 km (Frankfurt – Niederlande)
Rückweg (nicht beladen):	550,00 km
Gesamte zurückgelegte Strecke:	1.100 km

$$550\ km\ \cdot 88{,}95\ \frac{kg}{km} = 48.922{,}50\ kg\ CO_2e \qquad (Hinweg)$$

$$550\ km\ \cdot 48{,}45\ \frac{kg}{km} = 26.647{,}50\ kg\ CO_2e \qquad (Rückweg)$$

Gesamt: $\qquad\qquad$ **75.570,00 kg CO_2e**

Unter den getroffenen Annahmen und Vereinfachungen zeigt sich sehr deutlich, dass der Entsorgungsweg mittels Binnenschiff absolut zu vermeiden ist. Die Treibhausgasemissionen bei Transportwegen über die Grenzen der Bundesrepublik Deutschland hinaus entsprechen dem 4,9-fachen der inländischen Entsorgung. Es sind somit dringend regionale Alternativen zu entwickeln, die den Verkehrsträger Binnenschiff zur Abfallentsorgung ablösen.

5.3 Illegale Aushubentsorgung

Eine weitere negative Konsequenz des Status Quo ist die illegale Entsorgung der Bau- und Abbruchabfälle. Durch fehlende oder zu teure Alternativen kommt es speziell im ländlichen Bereich bei Kleinbaumaßnahmen zu häufigen Verstößen. Die während der Bearbeitungszeit durchgeführten Recherchen zeigen hierbei eindeutig, dass ein großes Unwissen über die Abfalleigenschaften von unbelastetem Bodenmaterial vorliegt. Das Material, welches aus Baugebieten „auf der grünen Wiese" stammt, nicht ohne weiteres zur Auffüllung landwirtschaftlich genutzter Flächen verwendet werden darf, stößt auf großes Unverständnis.

Der Knackpunkt dieser Debatte ist § 3 Abs. 1 Satz 1 KrWG: „Abfälle sind alle Stoffe oder Gegenstände, derer sich ihr Besitzer entledigt, entledigen will oder entledigen muss. [...]"

Dementsprechend ist eben auch der Erdaushub, welcher beispielsweise bei dem Aushub einer Baugrube für ein Einfamilienhaus entsteht, als Abfall zu behandeln. Dieser Abfall darf nur in dafür vorgesehene Abfallentsorgungsanlagen entsorgt werden. Wird dieser auf nicht genehmigten Entsorgungsstätten abgeladen, so gilt dies als Straftat nach § 326 Abs. 1 und 2 Strafgesetzbuch (StGB).

Dieser Tatsache sind sich jedoch Baufachleute sowie Nichtfachleute oftmals nicht bewusst. Nichtsdestotrotz stellt die illegale Aushubentsorgung auch eine Möglichkeit dar, um sich der Kosten zu entziehen. Aufgrund der Ermangelung an Entsorgungsmöglichkeiten, impliziert die nicht genehmigte Aushubentsorgung enorme Gewinnmargen.

„Diese Mengen tauchen nicht in der Statistik auf, obwohl sie durchaus nennenswert sind", erläuterte Kiesgrubenbetreiber Marcel Hett. „Da die ehemals gewünschte Feinmaschigkeit der Entsorgungsstellen nicht vorgehalten wird, ist die ungenehmigte Entledigung der Materialien für viele eine einfache und kostengünstige Alternative."

6 Ökonomische Auswirkungen

Neben der Untersuchung ökologischer Auswirkungen des gegenwärtigen Umgangs mit Bau- und Abbruchabfällen werden im Folgenden wirtschaftliche Konsequenzen analysiert. Die einzelnen Einflussfaktoren werden dabei seriell betrachtet. Im Vordergrund steht hierbei die qualitative Darstellung der Kostenstruktur bei abfallerzeugenden Bautätigkeiten sowie die zahlenmäßige Unterfütterung. Verwendete Preise wurden von regionalen Firmen, Deponien oder Verfüllungsbetrieben erfragt und sind für das Ballungsgebiet Frankfurt am Main im Jahr 2021 repräsentativ. Bei den Beispielen handelt es sich um reale und aktuelle Projekte.

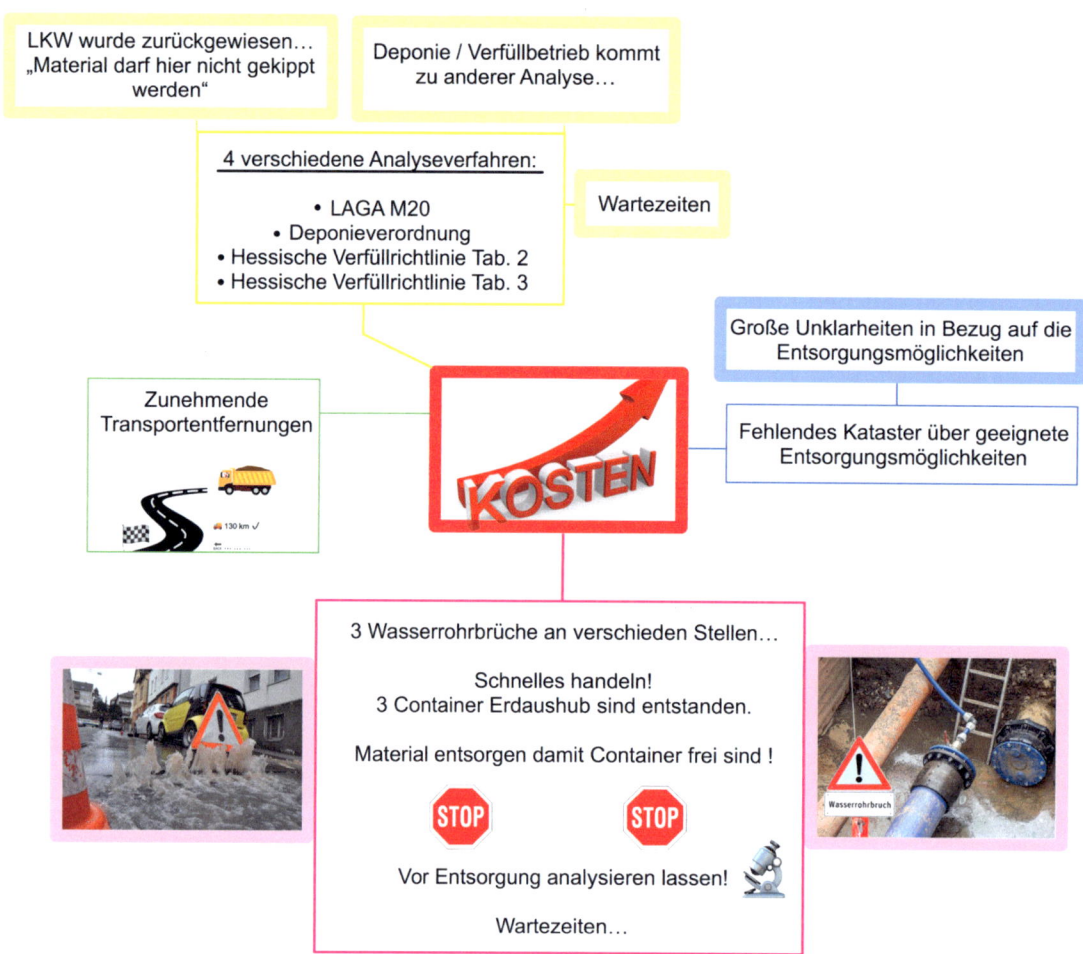

Abbildung 30   Einflussfaktoren auf ansteigende Entsorgungskosten [Eigene Darstellung, 05.12.2021]

6.1 Kostensteigerung bei der Entsorgung

Eines der größten ökonomischen Probleme bei der Entsorgung von Bauschutt und Erdaushub ist der Anstieg der Entsorgungskosten. Dieser Zuwachs ist vor allem den erhöhten Transportwegen, der uneinheitlichen Analytik, fehlender Katastierung, mangelhafter Übersichten von Entsorgungsmöglichkeiten sowie den damit verbundenen Wartezeiten geschuldet. Des Weiteren sind die mit der Entsorgung verbundenen bürokratischen Tätigkeiten als auch die rechtliche Klärung des Entsorgungsweges aufwändig und zeitlich fordernd.

Im Zuge der Forschungstätigkeiten dieser Ausarbeitung kristallisierte sich die Tatsache uneinheitlicher Analyseverfahren und dadurch abweichender Bewertungskriterien als Problem heraus. In Hessen gelten zur Beseitigung und Verwertung von Bauschutt und Erdaushub die Tabellen- und Zuordnungswerte der Länderarbeitsgemeinschaft Mitteilung 20 (LAGA M20), der Deponieverordnung (DepV) und der hessischen Verfüllrichtlinie[15]. Ein Interview mit Herrn Marcel Hett, dem Inhaber und Geschäftsführer der Quarzsand- und Kiesgrube Hett GmbH aus Kronberg verdeutlicht die Problematik. „Nicht selten muss der Erdaushub doppelt beprobt werden. Entspricht die am Entstehungsort erstellte Analytik nicht der Geforderten des Deponie- oder Verfüllbetriebes, so ist eine weitere Analyse erforderlich. Neben dem zeitlichen Aufwand entstehen unnötige Kosten, die durch einheitliche Festlegungen vermieden werden könnten."

Fuhrunternehmer berichten von Vorfällen, in denen Aushubmaterial über weite Strecken gefahren wurde, um dann vor den Toren der Deponie umzukehren, da zu große Steine oder Wurzeln im Aushub entdeckt wurden. Probleme, die durch ein besseres Monitoring und einheitliche Annahmekriterien vermieden werden könnten.

In beiden Fällen kommt es zu einem Anstieg der Kosten. Für Unternehmen entsteht außerdem ein erhöhtes Risiko durch zeitliche Verzögerungen und fehlende Lagerkapazitäten

In Kapitel 4.2 ist deutlich geworden, dass der Raum für Beseitigung und Verwertung von Erdaushub und Böden bundesweit, aber speziell in Hessen relativ knapp ist. Das Angebot an Entsorgungsstätten wird zur Förderung der Kreislaufwirtschaft niedrig gehalten. Die hohe Nachfrage nach Deponieraum, ausgelöst durch die vermehrte Bautätigkeit, führt somit zwangsläufig zu erhöhten Preisen. Diese entstehen einerseits durch längere Transportwege und andererseits durch das niedrige Angebot an geeigneten Entsorgungsorten. Selbstverständlich dient die Steigerung der Verwertungs- und Beseitigungskosten ebenfalls auch dazu, die Wiederverwendung im Sinne des Kreislaufwirtschaftsgesetzes wirtschaftlich attraktiver zu gestalten. Hierbei sind jedoch die bereits angesprochenen Probleme in Bezug auf die Wiederverwendung und die Akzeptanz von Ersatzbaustoffen prekär.

Darüber hinaus entstehen durch längere Transportwege größere Wartezeiten auf der Baustelle. Für Großbaustellen können diese durch eine höhere Anzahl an Lastkraftwagen kompensiert werden. Jedoch bedeutet dies ebenfalls einen Kostenanstieg. Bei Kleinmaßnahmen ist es jedoch unwirtschaftlich mehrere Lastkraftwagen zum Abtransport der Aushubmenge einzusetzen. Stehen keine ausreichenden Zwischenlagerplätze zur Verfügung, sind Unterbrechungen bei Kanalarbeiten im Frankfurter Innenstadtbereich von bis zu drei Stunden keine Seltenheit.

Angesichts wissenschaftlich fundierter Arbeitsweisen, bedarf es an dieser Stelle einen Beleg der Aussagen. Durch Gespräche mit Tiefbau- und Fuhrunternehmen im Raum Frankfurt stellte sich der mittlere Transportpreis von Bauschutt und Erdaushub zu ca. 10,00 € pro Tonne heraus. Darin enthalten sind lediglich die Transportkosten ab der Baustelle bis zur Verbringungsstätte. Der Preis gilt für das Anfahren einer geeigneten Entsorgungsstätte im Umkreis von 80,00 bis 100,00 Kilometern.

---

[15] es gelten: Tabelle 2 „Mittlerer Verfüllbereich" und Tabelle 3 „Unterer Verfüllbereich sowie Mittlerer Verfüllbereich (Wasserschutzgebiete Zone III und IIIA)"

Die Kilometerkosten bestimmen sich wie folgt:

$$10,00 \; \frac{\text{€}}{t} \; \cdot \; 26,80 \; t \; (Ladegewicht) = \; 268,00 \; \text{€} \; : \; 80,00 \; km \; = \; \mathbf{3,35} \; \frac{\text{€}}{\boldsymbol{km}}$$

Unter der Annahme, dass ein Bauunternehmen nicht gefährliches Aushubmaterial der Einbauklasse Z.1 momentan 160 Kilometer (Hin- und Rückweg) statt 40 Kilometer (Hin- und Rückweg) transportieren muss, entstehen Transport-Mehrkosten von 402,00 Euro.

$$40,00 \; km \; \cdot \; 3,35 \; \frac{\text{€}}{km} \; = \; 134,00 \; \text{€}$$

$$160,00 \; km \; \cdot \; 3,35 \; \frac{\text{€}}{km} \; = \; 536,00 \; \text{€}$$

$$\Delta = 536,00 \; \text{€} - 134,00 \; \text{€} = \mathbf{402,00 \; \text{€}}$$

Geschäftsführer und Inhaber der Gebrüder Kemmler GmbH + Co. KG, Bert Siekemeyer aus Kronberg, berichtet von seiner Tätigkeit im Kabel- und Rohrleitungstiefbau: „Speziell bei Kleinmengen, die zum Beispiel bei Reparaturmaßnahmen (Kabelstörungen, Wasserrohrbrüche, usw.), Hausanschlüssen oder Baugruben für Einfamilienhäuser anfallen sind Entsorgungskosten unverhältnismäßig hoch. Dies ist meines Erachtens auch der entscheidende Grund dafür, weshalb Einfamilienhäuser kaum noch mit Keller gebaut werden."

Anhand eines Notfalleinsatzes im Wasserleitungstiefbau soll die Zusammensetzung der Kosten verdeutlicht werden. In diesem Beispiel wird die Annahme getroffen, dass die Tiefbauleistung den Abmessungen aus Abbildung 31 entspricht. Bei derartigen Störungen im Leitungsnetz ist umgehendes Handeln des ausführenden Tiefbauunternehmens gefordert. Der Aufbruch muss getrennt in Containern gesammelt, analysiert und umgehend einer entsprechenden Entsorgung zugeführt werden. Der Entsorgungsweg richtet sich dabei nach den Analyseergebnissen.

In diesem Beispiel entstehen 0,675 Kubikmeter Asphalt und 5,625 Kubikmeter Bodenaushub. Die Kolonne zur Ausführung der Arbeiten setzt sich aus einem Lastkraftwagenfahrer, einem Maschinisten und einem Tiefbaufacharbeiter zusammen. Die Dauer kann über Erfahrungs- und Aufwandswerte zu ca. acht Stunden bestimmt werden.

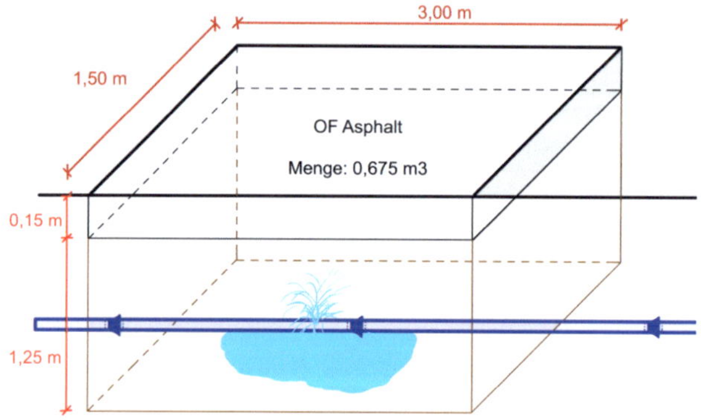

Abbildung 31   Beispiel Wasserrohrbruch
[Eigene Darstellung, 07.12.2021]

Die Analysekosten für Kleinmengen liegen zwischen 600,00 und 700,00 Euro. Kosten für die Entsorgung von Materialien der Einbauklasse Z 0 bis Z 1 liegen bei 8,00 bis 12,00 Euro pro Tonne. Asphaltaufbruch lässt sich im Mittel zu 25,00 Euro pro Tonne entsorgen. Es wird in diesem Beispiel davon ausgegangen, dass dieser Wasserrohrbruch im Norden Frankfurts stattgefunden hat. Die sich daraus ergebende Kostenstruktur kann in nachfolgender Übersicht eingesehen werden.

Tabelle 5   *Kostenstruktur bei Kleinmaßnahmen (Wasserrohrbruch) [Eigene Darstellung, Preise nach Anfrage in Tiefbauunternehmen, 08.12.2021]*

Kostenarten	Kosten pro Mengeneinheit [€/ME]	Menge [ME]	Gesamtkosten [€]
Lohnkosten	ML-ASL: 35,00 €/h	24,00 h	840,00 €
Gerätekosten	75,00 €/h	5,00 h	375,00 €
Analysekosten (Asphalt und Bodenaushub)	600,00 – 700,00 psch.	-	650,00 € (Mittelwert)
Transportkosten Bodenaushub	~ 10,00 €/t pro Fahrt mind.: 150,00 bis 180,00 €	10,13 t ↙→ 1. Fahrt (ca. 2-3 h)	180,00€
Transportkosten Asphalt	~ 10,00 €/t pro Fahrt mind.: 150,00 bis 180,00 €	1,22 t ↙→ 1. Fahrt (ca. 2-3 h)	180,00 €
Entsorgungskosten Bodenaushub	12,00 €/t	10,13 t	121,56 €
Entsorgungskosten Bodenaushub (Wasserrohrbruch = fließender Boden)	70,00 €/t	10,13 t	709,10 €
Entsorgungskosten Asphalt	25,00 €/t	1,35 t	33,75 €

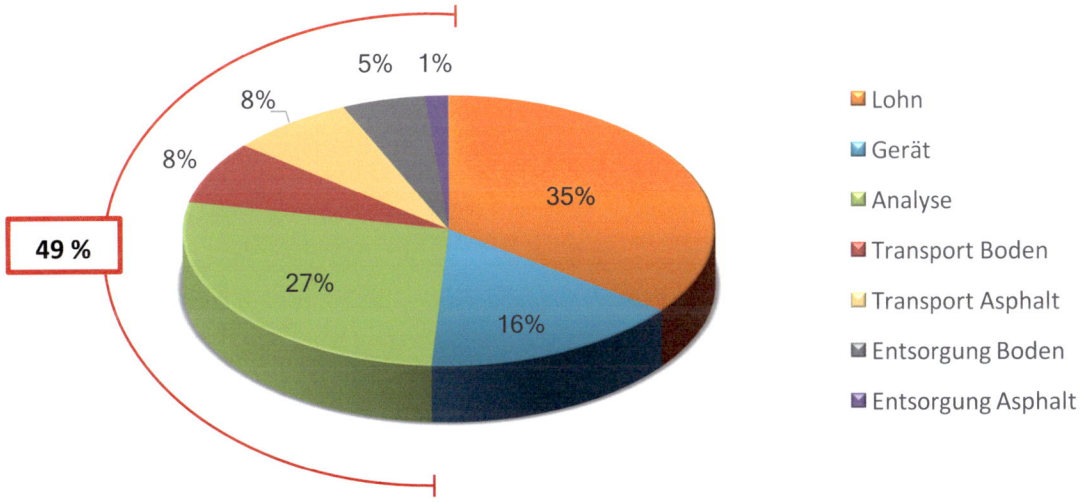

Abbildung 32   *Darstellung der Kostenstruktur bei Kleinmaßnahmen [Eigene Darstellung, 10.12.2021]*

Das Kuchendiagramm verdeutlicht, dass Transport-, Analyse- und Entsorgungskosten nahezu 50 Prozent der Gesamtkosten betragen. Speziell die Analysekosten sorgen bei derartigen Kleinbaustellen für deutliche Kostenanstiege.

Bei einer solchen „Wasser-Störung" kann es noch zu einem weiteren Problem kommen. Durch den hohen Wasseraustritt wird der Boden rund um die Schadstelle durchnässt. Die Entsorgung erschwert sich deutlich, da ein fließender Boden nur von wenigen Entsorgungsstätten angenommen wird. Bevor jenes Material abgeladen werden darf, wird es an der Annahmestelle begutachtet. Der Preis für die Entsorgung eines fließenden Bodens liegt im Raum Frankfurt bei ca. 65,00 bis 75,00 € pro Tonne.

6.1.1   Eigenheimprojekte junger Familien scheitern bereits an der Baugrube

Das Unterkapitel dient nochmals dazu, die Kostenstruktur bei verhältnismäßig kleinen Tiefbauleistungen darzustellen. Beispielhaft wird hier der Baugrubenaushub eines Einfamilienhauses in Bad Homburg erläutert. Das Wohnhaus, bestehend aus einem Keller und zwei Obergeschossen besitzt eine Grundfläche von ca. 140 Quadratmetern. Die Lichtraumhöhe des Kellers beträgt 2,51 Meter. Außerdem wird ein nahezu ebenerdiger Eingang in das Erdgeschoss gefordert. Da keine Nachbarbebauung vorhanden ist, wird die Baugrubensicherung mit einer 45,00 Grad steilen Böschung (nicht bindiger Boden) ausgeführt. Weitere Details für dieses Berechnungsbeispiel können Abbildung 33 entnommen werden. Des Weiteren können ergänzende Rechnungen in ANHANG 2 eingesehen werden.

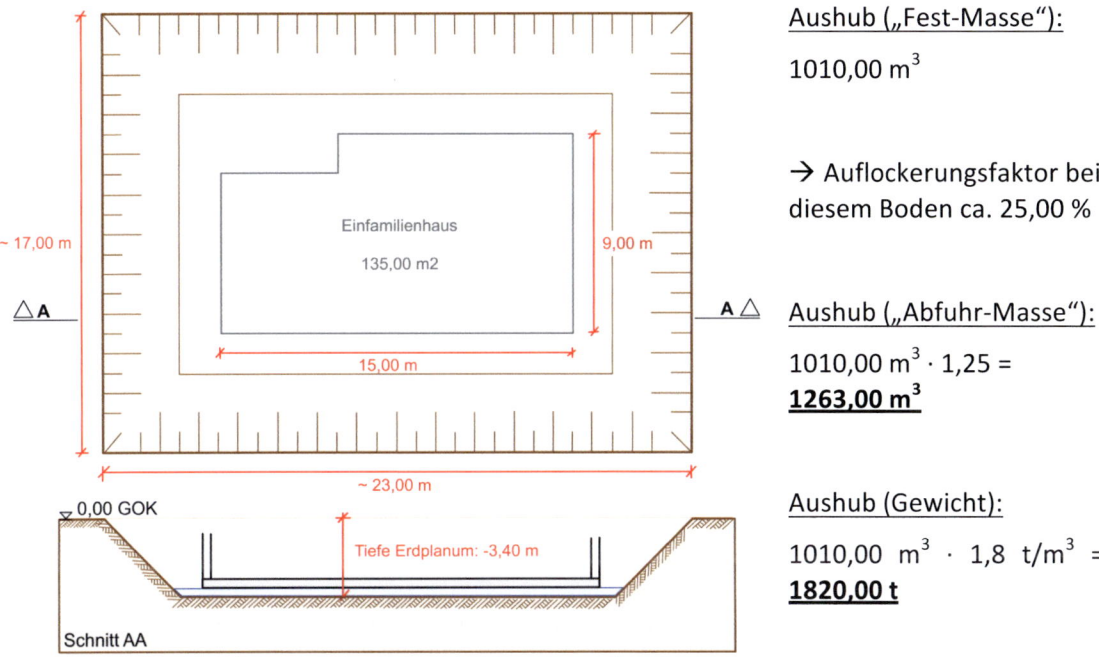

Aushub ("Fest-Masse"):

1010,00 m³

→ Auflockerungsfaktor bei diesem Boden ca. 25,00 %

Aushub ("Abfuhr-Masse"):

1010,00 m³ · 1,25 = **1263,00 m³**

Aushub (Gewicht):

1010,00 m³ · 1,8 t/m³ = **1820,00 t**

Abbildung 33   Beispiel Baugrube eines Einfamilienhauses
[Eigene Darstellung, 12.12.2021]

In diesem Beispiel wird davon ausgegangen, dass Boden der Einbauklasse Z 0 vorliegt. Von dem Standort Bad Homburg liegt die nächst gelegene Entsorgungsstätte im Raum Wetzlar. Die Transportentfernung für Hin- und Rückweg beträgt etwa 130 Kilometer. Die Fahrzeit (t_{FV}) eines beladenen Lastkraftwagens beträgt von der Baustelle bis zum Abladeort in der „Kippe" im Mittel 70,00 Minuten. Für das Entladen und anschließende Säubern des Fahrzeuges (t_E) werden 5,00 Minuten benötigt. Der Rückweg (t_{FL}) wird mit 60,00 Minuten und die Wagenwechselzeit (t_{WZ}) mit 1,50 Minuten angesetzt. Bei Verwendung eines 25 Tonnen Baggers mit einer Nutzleistung Q_N von 128,00 Kubikmetern pro Stunde (Grabgefäß (Tieflöffel): 1,00 m³) kann ein Sattelzug (Ladegewicht max.: 26,80 t, Volumen ≈ 15,00 m³) innerhalb von 7,03 Minuten beladen werden (t_L). Für einen optimalen und wirtschaftlichen Bagger-LKW Betrieb sollte die Wartezeit beim Beladen bei 0,00 Minuten liegen. Im Folgenden wird jedoch deutlich, dass der Hydraulikbagger bei den momentanen Transportentfernungen in keinem Fall als Leitgerät fungieren kann und es zu Wartezeiten kommen wird.

Zur Ermittlung eines wirtschaftlichen, leistungsfähigen und reibungslosen Einsatzes der Bauge-
räte, wurden die Formeln von Prof. Dr.-Ing. Gerhard Girmscheid aus seinem Werk „Leistungsermittlungshandbuch für Baumaschinen und Bauprozesse" angewandt. (40)

In einem ersten Berechnungsansatz wurde die Anzahl an Transportfahrzeugen für den Optimalfall bestimmt (t_W = 0,00 min).

$$n \, (Transportfahrzeuge) = \frac{t_L + t_{FV} + t_E + t_{FL} + t_{WZ} + t_W}{t_L + t_{WZ}}$$

$$n = \frac{7{,}03 \, min + 70{,}00 \, min + 5{,}00 \, min + 60{,}00 \, min + 1{,}50 \, min + 0{,}00 \, min}{7{,}03 \, min + 1{,}50 \, min}$$

$$n = 16{,}83 \approx 17 \, Transportfahrzeuge$$

Anhand des Ergebnisses lässt sich eine gewisse Unverhältnismäßigkeit erkennen. Der Einsatz
von 17 Transportfahrzeugen bei dem Aushub einer Baugrube für ein Einfamilienhaus ist absolut unwirtschaftlich und bei der herrschenden Knappheit an Berufskraftfahrern für Transportunternehmen schlicht nicht durchführbar. Überdies zeigt sich hier ein weiteres Problem wach-
sender Transportentfernungen: der Mangel an Arbeitskräften und LKW-Fahrern. Wie die Berechnung zeigt, fordern lange Transportwege mehr Fahrzeuge um wirtschaftlich zu arbeiten.
Mehr Fahrzeuge bedeuten gleichzeitig auch mehr Personalbedarf. Dass die Situation bereits als
prekär einzustufen ist, ging aus Interviews mit Fuhrunternehmen hervor. Der Personalmangel
in Verbindung mit zunehmenden Transportentfernungen erzeugt unvorhersehbare Kostenanstiege.

Gemäß den Schätzungen des Bundesverbandes Spedition und Logistik sowie des Bundesverbandes Güterverkehr Logistik und Entsorgung (BGL) fehlen zwischen 45.000 und 60.000 Lastkraftwagenfahrer und Lastkraftwagenfahrerinnen deutschlandweit. In Ergänzung dazu zeich-
net sich laut Experten der demographische Wandel in diesem Berufsbild deutlich ab. Demnach
wird es in den kommenden Jahren zu deutlich mehr Pensionären als Berufseinsteigern kommen.

Um eine realistische Betrachtung durchzuführen wird der Einsatz von 10 Transportfahrzeugen untersucht. Eine interessante Berechnungsgröße ist hierbei die Wartezeit des Hydraulikbaggers. Nachdem der erste Lastkraftwagen beladen wurde, dauert es theoretisch 135,00 Minuten bis dieser zurück an der Baugrube ist. Die Wartezeit des Baggers berechnet sich zu 58,23 Minuten.

$$|t_W| = (10\ LKW\ \cdot (7{,}03 + 1{,}50\ )) - (7{,}03 + 70{,}00 + 5{,}00 + 60{,}00 + 1{,}50) = 58{,}23\ min$$

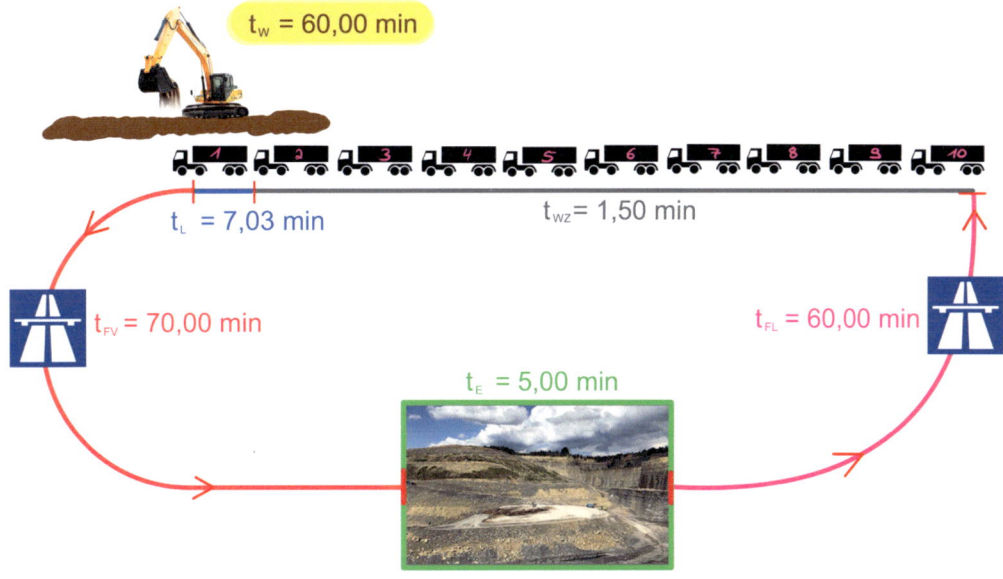

Abbildung 34   „Bagger-LKW"-Betrieb des Beispiels [Eigene Darstellung, 15.12.2021]

Bei einer rechnerisch bestimmten Wagenfolgezeit von 8,53 Minuten und einer Wartezeit des Hydraulikbaggers von rund einer Stunde pro zehn Lastkraftwagen, wird die Baugrube innerhalb von 16,00 Stunden ausgehoben.

Die durchgeführte Berechnung bildet die Grundlage für nachfolgende Unterteilung der Kosten nach Kostenarten. Die Darstellung liefert eine repräsentative Übersicht der momentanen Marktsituation, kann jedoch aufgrund der derzeitigen Dynamik schnell als überholt gelten.

Die Ergebnisse der Tabelle und des Diagramms beruhen auf den Berechnungen aus ANHANG 2.

Tabelle 6   *Kostenstruktur bei dem Bau eines Einfamilienhauses [Eigene Darstellung, Preise nach Anfrage und DIN 267 (Kostenermittlung), 16.12.2021]*

Kostenarten	Kosten pro Mengeneinheit [€/ME]	Menge [ME]	Gesamtkosten [€]
Tiefbau – Herstellung der Baugrube (Detail) – KG 310 (DIN 267)			
Lohn- und Geräte-kosten (Hydraulikbagger)	105,00 €/h	16,00 h	**1.680,00 €**
An- und Abfahrt Hydraulikbagger	500,00 €/Stck.	1,00 Stck.	**500,00 €**
Analysekosten (Beprobung nach LAGA M20 an vier repräsentativen Stellen)	600,00 – 700,00 € psch.	-	**650,00 €** (Mittelwert)
Transportkosten Bodenaushub	10,00 €/t	1.820,00 t	**18.200,00 €**
Entsorgungskosten Bodenaushub	12,00 €/t	1.820,00 t	**21.840,00 €**
Rohbau – Keller, Erdgeschoss und Obergeschoss (grob) – KG 330 bis 350 (DIN 267)			
KG 330-350	765,00 €/m2 BGF	405,00 m2 BGF	309.825,00 €
Dacharbeiten (grob) – KG 360 (DIN 267)			
KG 360	198,00 €/m2 DAF	205,00 m2 DAF	40.590,00 €
Bauwerk – Technische Anlagen (grob) – KG 400 (DIN 267)			
KG 400	244,00 €/m2 BGF	405,00 m2 BGF	98.820,00 €
Ausstattung (grob) – KG 600 (DIN 267)			
KG 600	46,00 €/m2 BGF	405,00 m2 BGF	18.630,00 €

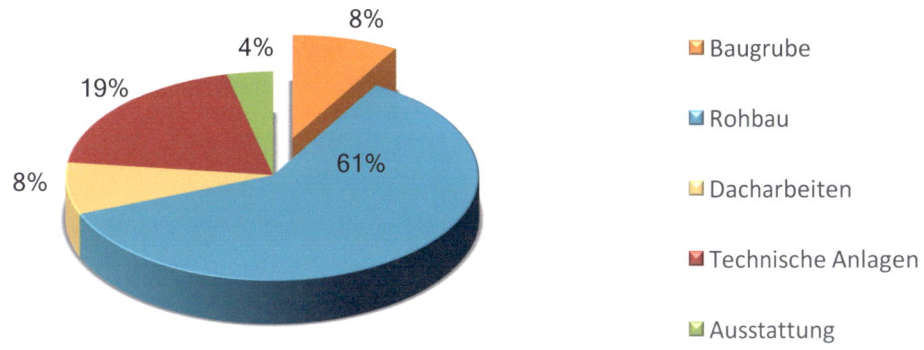

Abbildung 35   Darstellung der Kostenstruktur - Bau eines Einfamilienhauses [Eigene Darstellung, 16.12.2021]

Unter den in der Berechnung getroffenen Annahmen belaufen sich die Kosten zur Herstellung des beschriebenen Einfamilienhauses nach DIN 267 schätzungsweise auf 510.000 Euro. Mit ca. 42.870 Euro nimmt die Tiefbauleistung einen beachtlichen Anteil ein. 93 Prozent dieser Kosten müssen für den Transport und die Entsorgung aufgebracht werden.

Expertenmeinungen zufolge ist dieser Anstieg in den letzten Jahren eklatant geworden. Gleicherweise zeigen auch die Preisindizes für die Bauwirtschaft einen erhöhten Zuwachs der Kosten für Erdarbeiten. (41)

Die Immobilienpreise in Deutschland steigen somit nicht nur aufgrund teurer Grundstücke, Handwerker oder Baumaterialien, sondern vor allem auch durch die Aushub- und Entsorgungsleistungen.

Der von der Ampelkoalition am 07.12.2021 unterzeichnete Koalitionsvertrag enthält zahlreiche Passagen rund um den Immobiliensektor, wie die Schaffung bezahlbaren Wohnungsraumes. Die Ampelparteien wollen das Bauen und Wohnen der Zukunft bezahlbar, klimaneutral, nachhaltig, barrierearm und innovativ gestalten. Dazu sollen pro Jahr 400.000 neue Wohnungen entstehen, wovon 100.000 öffentlich gefördert werden.

Trotzdem wird das Thema der Bau- und Abbruchabfälle nicht betrachtet. Auch dem Aspekt der Ressourcenschonung bis hin zur Kreislaufwirtschaft wird wenig bis keine Bedeutung geschenkt. Es bleibt somit zu konstatieren, dass das große Potential zur Schaffung bezahlbaren Wohnungsraumes bei dem Bau neuer Gebäude im Rahmen dieses Vertrages nicht aufgegriffen wurde. **Bezahlbarer Wohnungsbau sollte bereits bei der Tiefbauleistung beginnen.**

Abschließend soll neben der Kostenbetrachtung auch der Bezug zur Umweltbelastung an diesem exemplarischen Beispiel genommen werden. Für die Entsorgung der Erde beziehungsweise des Abfalls sind insgesamt 1.820 Tonnen bewegt worden. 68 Lastkraftwagen haben dabei eine Strecke von 8.840 Kilometern zurücklegen müssen. Der Verbrauch eines LKW's liegt je nach Strecke und Ladung bei durchschnittlich 30,00 bis 50,00 Liter pro 100 Kilometer. Infolgedessen werden nur für den Transport der Aushubmasse ca. 2700 bis 3600 Liter Kraftstoff benötigt.

Die Treibhausgasemissionen berechnen sich nach Kapitel 5.2 für den beladenen Transportweg zu 19.978,40 Kilogramm und für den nicht beladenen Transportweg zu 6.585,80 Kilogramm. Die Gesamtmenge (26.564,20 Kilogramm) an CO_2e-Emissionen, welche nur durch die Entsorgung des Aushubmaterials eines Einfamilienhauses entsteht, ist um den Faktor 3,5 größer als der jährliche Pro-Kopf CO_2e-Ausstoß in Deutschland. Dieser lag im Jahr 2020 bei 7.700 Kilogramm. (42)

Hinweg (voll): $4{,}52 \, \frac{kg}{km} \cdot 4420 \, km = \mathbf{19.978,40 \, kg}$

Rückweg (leer): $1{,}49 \, \frac{kg}{km} \cdot 4420 \, km = \mathbf{6.585,80 \, kg}$

6.2   Schwierigkeiten bei der Kalkulation von Entsorgungspositionen

Zum Abschluss des Kapitels 6 „Ökonomische Auswirkungen" werden Schwierigkeiten und Risiken in der Ausschreibungs-, Vergabe- und Kalkulationsphase analysiert. In vorherigen Abschnitten ist der Einfluss des Entsorgungsvorgangs auf die Kosten mehr als deutlich geworden. Fehler und Unwissenheit über die Thematik münden in wirtschaftlichen und juristischen Problemen. Zur Vermeidung dieser, erforscht anschließender Absatz die vergaberechtlichen Hintergründe und informiert über Kalkulationsrisiken. Der Fokus liegt vor allem auf Ausschreibungen der öffentlichen Auftraggeber.

Gemäß § 7 Abs. 1 Satz 1 VOB/A ist die „Leistung eindeutig und so erschöpfend zu beschreiben, dass alle Unternehmen die Beschreibung im gleichen Sinne verstehen müssen und ihre Preise sicher und ohne umfangreiche Vorarbeiten berechnen können." (43)

§ 7 Abs. 1 Satz 3 VOB/A enthält weitere wichtige Grundlagen:

„Dem Auftragnehmer darf kein ungewöhnliches Wagnis aufgebürdet werden für Umstände und Ereignisse, auf die er keinen Einfluss hat und deren Einwirkung auf die Preise und Fristen er nicht im Voraus schätzen kann." (43)

Aber ist es wirklich möglich, die Beschaffenheit von Böden so hinreichend genau zu erkunden, dass für den Auftragnehmer kein besonderes Wagnis entsteht?

Selbst bei großen Baumaßnahmen kann es durch nicht ausreichend genaue Probenahmen zu Falschinterpretationen kommen. Laut Prof. Dr. rer. nat. Frank Bär sei es immer ratsam, die Baugrundgutachten und Analysen genau zu lesen und mit Ortskundigen zu sprechen. Dadurch kann die Wahrscheinlichkeit von anthropogenen Altlasten frühzeitig erkannt werden.

Der „Teufel" steckt jedoch erneut in den vergleichsweise kleinen Tiefbaumaßnahmen, wie beispielsweise Reparaturmaßnahmen oder Hausanschlüssen von Wasser-, Kanal- oder Gasleitungen bei denen im Voraus keine Analyse der Bodeneigenschaften durchgeführt werden kann. Die vorhandene Beschaffenheit des Bodens kann erst nach dem Aushub festgestellt werden.

Im Kontext der Ausschreibung oder Kalkulation von Entsorgungspositionen kann das zu folgenden Schwierigkeiten führen. Schreibt der Auftraggeber die Entsorgung von Böden in einer zusammengefassten Position wie beispielsweise „Pos. 1 - Entsorgung von Böden mit dem Zuordnungswert Z0 bis Z2" aus, so stellt das eine unzureichende Leistungsbeschreibung dar und muss im Vergabeverfahren gerügt werden. (44)

Wird vor Abgabe des Angebots kein Einwand eingelegt und kristallisiert sich während der Bauausführung heraus, dass überwiegend Z 2 Material oder gar DK1-Matieral anfällt, so kann der Auftragnehmer keine geänderten oder zusätzlichen Vergütungsansprüche fordern.

Ein weiteres Problem im Zuge der Ausschreibung von Entsorgungspositionen ist, dass in der Regel nur LAGA-Analytik ausgeschrieben wird. Hessische Tagebauen fordern jedoch eine Beprobung respektive Analytik nach der hessischen Verfüllrichtlinie (Tabelle 2 oder 3).

Weiterhin kritisch zu befinden ist der standardgemäß eingesetzte Ausschreibungstext „Boden geht in das Eigentum des Auftragnehmers über und wird von diesem fachgerecht entsorgt". Dies entspricht nicht den abfallrechtlichen Pflichten des Auftraggebers beziehungsweise des Bauherrn nach § 3 Abs. 8 Kreislaufwirtschaftsgesetz. Aufgrund der zunehmenden Entsorgungsschwierigkeiten ist es bedenklich, die abfallrechtliche Verantwortung bereits in der Ausschreibung komplett auf den Auftragnehmer abzuwälzen.

Das finanzielle Risiko für private Bauherren und Bauherrinnen wächst ebenfalls. Wird bei Planung eines Einfamilienhauses (Erdgeschoss und Keller) mit Aushubmaterial der Einbauklasse Z 0 kalkuliert und ergibt sich nach Bodenprobe Material der Klasse Z 2, kommt es zu deutlichen Kostenanstiegen.

7 Problemlösungsansätze - Perspektiven

Die durchgeführte Forschung zum Thema „Entsorgung von Bauschutt und Erdaushub" schälte unter wissenschaftlich neutraler Perspektive die folgenden vier Kernprobleme heraus:

1. Mangel an Deponieraum

2. Einbahnstraße statt Kreislaufwirtschaft – Suboptimale Marktsituation für Recyclingbaustoffe

3. Unklarheit über potentielle Entsorgungsmöglichkeiten

4. Ungenaue Erfassung real fließender Stoffmengen

Zur Lösung jener Probleme werden in diesem Kapitel sechs unterschiedliche Ansätze beschrieben, die zur Verbesserung der Gesamtsituation beitragen können. Diese Problemlösungsansätze (s. Kapitelüberschrift 7.1 bis 7.6) werden in chronologischer Reihenfolge vorgestellt und dienen als Maßnahmenplan zur Problemminimierung. Zu Beginn wird der Aspekt mit der höchsten Priorität dargestellt. Abbildung 36 ordnet der Wichtigkeit einzelner Maßnahmen eine zeitliche Komponente hinzu. Speziell die unter „sehr wichtig – sehr dringlich" eingestuften Problemlösungsansätze (rot hinterlegtes Feld) sollten entschieden in Angriff genommen werden. Die Vereinheitlichung der Analysen und die Entwicklung eines übersichtlichen Monitoring-Systems zur Gewährleistung der Entsorgungssicherheit muss ebenfalls zeitnah erarbeitet werden. Als „sehr wichtig", aber zeitlich nicht so prekär wurde die Etablierung eines Erdmassenausgleichs durch planerische Geländemodellierung eingestuft. Das Miteinbeziehen digitaler Unterstützung durch Building Information Modeling (BIM) in den Lebens- und Entsorgungsweg der Baustoffe ist wichtig und aktuell, aber nicht zur Gewährleistung der Entsorgungssicherheit zwingend erforderlich.

Die Lösungsansätze können als Zahnräder mit unterschiedlicher Wirkung verstanden werden, die ineinandergreifen und so zu einer ökologisch und ökonomisch verbesserten, gesamtgesellschaftlichen Lage führen. Es bedarf somit nicht der Umsetzung **einer** Maßnahme, sondern mehrerer. So müssen beispielsweise der Reduzierung des Einsatzes von Primärrohstoffen gesetzliche Rahmenbedingungen vorrauseilen, die den Einsatz von Ersatzbaustoffen vorschreiben.

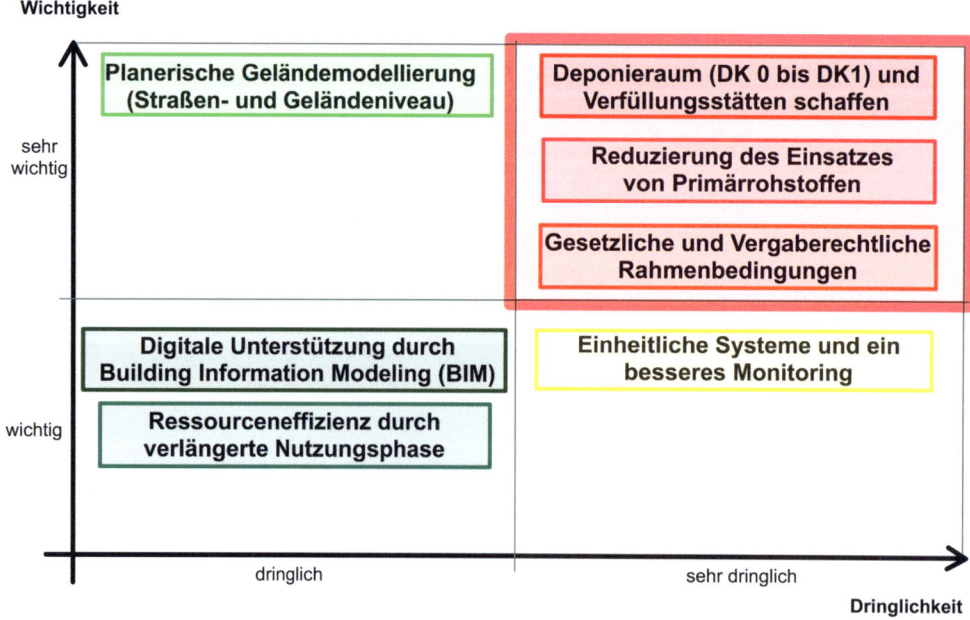

Abbildung 36   Einstufung der Problemlösungsansätze nach Wichtigkeit und Dringlichkeit in Bezug auf die Gewährleistung der Entsorgungssicherheit [Eigene Darstellung, 18.12.2021]

7.1 Deponieraum (DK 0 bis DK 1) und Verfüllungsstätten schaffen

Zur Gewährleistung der Entsorgungssicherheit von unbelastetem beziehungsweise gering belastetem Bodenaushub und Bauschutt müssen kurzfristig Deponieraum der Klassen DK 0 bis DK 1 sowie Verfüllungsstätten flächendeckend geschaffen werden. Die Erweiterung bestehender Deponien oder auch die Einrichtung von Zwischenlagern zur Förderung der Kreislaufwirtschaft ist dringend notwendig. Lange Transportwege müssen durch ein dichteres Netz an Entsorgungskapazitäten vermieden werden.

Die Treibhausgasemissionen durch längere Entsorgungsfahrten lassen sich nicht mit den klimapolitischen Zielen des Landes vereinen (s. Kapitel 5). Der entstehende CO_2-Ausstoß beim Aushub einer Baugrube für ein Einfamilienhaus entspricht ca. 27 Tonnen oder der jährlichen CO_2-Bindung von 45.000 Quadratmetern Mischwald. Die Zahlen verdeutlichen den dringenden Handlungsbedarf. Speziell in den Ballungsgebieten Südhessens fehlt es an geeigneten Entsorgungsmöglichkeiten.

Des Weiteren sind fehlende lokale Entsorgungsstätten der Auslöser höherer Kosten. Lange Transportwege konterkarieren das Ziel, die Baukosten nicht weiter ansteigen zu lassen. Das statistische Bundesamt verdeutlicht in der Fachserie 17 „Preisindizes für die Bauwirtschaft" den überdurchschnittlichen Anstieg der Kosten für Erdarbeiten im Vergleich zu den sonstigen Bauleistungen. Seit 2015 stiegen die Preisindizes für Neubauten in konventioneller Bauart im Bereich Erdarbeiten um 27,80 Prozent an. (41)

Die Schaffung und Sicherstellung von Verwertungs- und Beseitigungskapazitäten ist nach § 20 Abs. 1 Kreislaufwirtschaftsgesetz Aufgabe der öffentlich-rechtlichen Entsorgungsträger (Landkreise und kreisfreie Städte). Diese müssen in ihren Gebieten ausreichende Entsorgungssicherheit gewährleisten und sollten nicht auf andere Landkreise oder gar andere Bundesländer ausweichen.

Weiterhin bedarf es im Sinne einer gut funktionierenden Kreislaufwirtschaft an Zwischenlagerstätten, um Bau- und Abbruchabfälle zu sortieren, zu recyceln oder einfach für andere Baustellen bereit zu halten. Die zeitnahe Genehmigung von Zwischenlagerstätten bildet ein wichtiges Fundament für eine hochwertige Entsorgung. Überdies sollte nicht außer Acht gelassen werden, dass die Beseitigung damit auf das benötigte Minimum reduziert werden könnte.

Der Mangel an Deponieraum und Verfüllungsstätten für nicht gefährlichen Bodenaushub führt außerdem zur Inanspruchnahme höherwertiger Deponieklassen. Die bundesweite Betrachtung in Unterkapitel 4.1 zeigte dieses Problem deutlich. Die Beseitigung ungefährlicher Abfälle auf höherwertigen Deponien ist nicht nur teuer, sondern reduziert auch wichtiges Volumen für gefährliche Abfälle. Um unbelastete Materialien passend ihrer Schadstoffklassifikation lokal zu entsorgen, müssen jedoch neue Standorte eingerichtet werden.

Die dringende Empfehlung zur Schaffung neuer Deponiekapazitäten DK 0 bis DK 1 sowie Verfüllungsstätten basiert einerseits auf der rechnerischen Bewertung der Entsorgungssicherheit, welche als Teilantwort der Forschungsfrage im Fazit (s. Kapitel 8.1) untergebracht ist. Andererseits stützt sich diese Aussage auf die im Hauptteil der Ausarbeitung festgestellten ökologischen und ökonomischen Auswirkungen des Status Quo. Vor allem der bundesländerspezifische Vergleich zeigte die Lücken im Deponienetz Hessens. **Daher muss mit erhöhtem Nachdruck der Ausbau eines der Landesfläche und Wirtschaftsleistung angepassten Netzes an Deponien für ungefährliche Bau- und Abbruchabfälle vorangetrieben werden.**

7.2 Reduzierung des Einsatzes von Primärrohstoffen (Ressourcenschonung)

Das Bauwesen gehört derzeit zu den ressourcenintensivsten Wirtschaftszweigen. Der Bau und Betrieb von Gebäuden beansprucht weltweit jährlich 17 % des Wasser-, 25 % des Holz-, 30-40 % des Energie- und 40-50 % des Rohstoffverbrauchs. Allein in Deutschland wurden im Jahr 2017 ca. 90 % aller mineralischen Rohstoffe (517 Millionen Tonnen) für die Herstellung von Baustoffen und Bauprodukten verwendet. Zur Steigerung einer nachhaltigen Ressourcenschonung ist die Baubranche daher der Dreh- und Angelpunkt. Den statistischen Auswertungen dieses Berichtes zufolge werden derzeit jedoch nur lediglich 41,9 Prozent in Bauschuttaufbereitungsanlagen, Asphaltmischanlagen, Schredderanlagen oder Sortieranlagen recycelt. Primärrohstoffe sollten nicht nur durch nachwachsende Rohstoffe, sondern auch durch Recyclingbaustoffe substituiert werden. (1)

Zur Steigerung des Einsatzes von mineralischen Ersatzbaustoffen müssen jedoch zuerst Akzeptanzprobleme gelöst werden. Diese resultieren vornehmlich aus der Befürchtung, dass Sekundärbaustoffe übermäßig mit Schadstoffen belastet seien und dadurch den bautechnischen, umwelttechnischen oder gesundheitlichen Anforderungen nicht genügen. Um Akzeptanz aufzubauen muss vor allem der öffentliche Auftraggeber als Vorbild vorrangehen und den Einsatz qualitativ gesicherter Recyclingbaustoffe befürworten. Primär durch eine gezielte Öffentlichkeitsarbeit sollen der Bund und die Länder klarstellen, dass Sekundärbaustoffe mit Primärbaustoffen gleichzusetzen sind. Gemäß der DIN 18299 Ziffer 2.3.1 VOB/C gelten wiederaufbereitete (Recycling-)Stoffe als ungebraucht, wenn sie für den jeweiligen Verwendungszweck geeignet und aufeinander abgestimmt sind. (43)

Um jedoch technischen Eigenschaften oder auch vorgeschriebenen Umweltanforderungen zu genügen, bedarf es eines öffentlich anerkannten Qualitätssicherungssystems. Eine garantierte und lückenlose Qualitätssicherung dient als Basis für mehr Akzeptanz von Ersatzbaustoffen und kann bestehende Vorbehalte ausräumen. Die Recycling- oder Aufbereitungsarbeiten sowie die Durchführung von Qualitätskontrollen benötigen jedoch ausreichend Lagerkapazität. Diese können durch regionale Zwischenlagerplätze bereitgestellt werden.

Die momentane Wertschöpfungskette mineralischer Baustoffe (s. Abbildung 3) illustriert, dass es sich nicht um einen Kreislauf, sondern eine Art Einbahnstraße mit drei Stufen handelt. Das zukünftige Ziel muss jedoch sein, Materialien in realen Kreisläufen zu führen. Das bedeutet vereinfacht gesagt, dass der Abbau natürlicher Rohstoffe (Äußerer Kreis s. Abbildung 37) und die Beseitigung von Bau- und Abbruchabfällen (Innerer Kreis s. Abbildung 37) abnimmt. Dazu muss jedoch die zweite Stufe durch Abfallvermeidung, Umnutzung, Umbau statt Abbruch, Wiederverwendung beziehungsweise Recycling oder Aufbereitung ausgebaut werden. Einzig Materialien, welche den Anforderungen nicht gerecht werden, sollten in Deponien beseitigt oder niederwertigen Anwendungen wie beispielsweise Auffüllungen verwertet werden. Alles in allem geht es darum, die Nutzungsphase der Baustoffe nachhaltig zu verlängern. (8)

Aus Gesprächen mit Fachleuten von überwachender als auch ausführender Seite, ging folgender Tenor hervor: Die Entsorgung von Bau- und Abbruchabfällen darf nicht weiter verkompliziert werden. **Der Weg zur Verbringung von Aushub oder ähnlichen Abfällen muss einfach sein. Jedoch sollten dringend Rahmenbedingungen geschaffen werden, um den Pfad „Ressourcenschonung durch Wiederverwendung" attraktiver als die Entsorgung durch Verfüllung und Beseitigung zu gestalten.**

Kiesgrubenbetreiber Marcel Hett verdeutlicht anhand eines Beispiels das Potential von gewissen Aushubmassen, welche gesetzlich wiederum als Abfall deklariert werden: „Das Neubaugebiet Riedberg im Nordwesten Frankfurts erwies sich als absolut homogen lehmhaltig. Dieser sollte keinesfalls niederwertig verfüllt oder beseitigt werden. Durch Zugabe von verschiedenen Stoffen wie beispielsweise Pflanzenfasern, kann Lehm als Grundstoff für den 3D-Druck von Häusern fungieren. Die Verknüpfung von digitaler Planung und Fertigung mit ressourcenschonenden Baustoffen bildet die Speerspitze der zukunftsfähigen Nachhaltigkeit im Bauwesen."

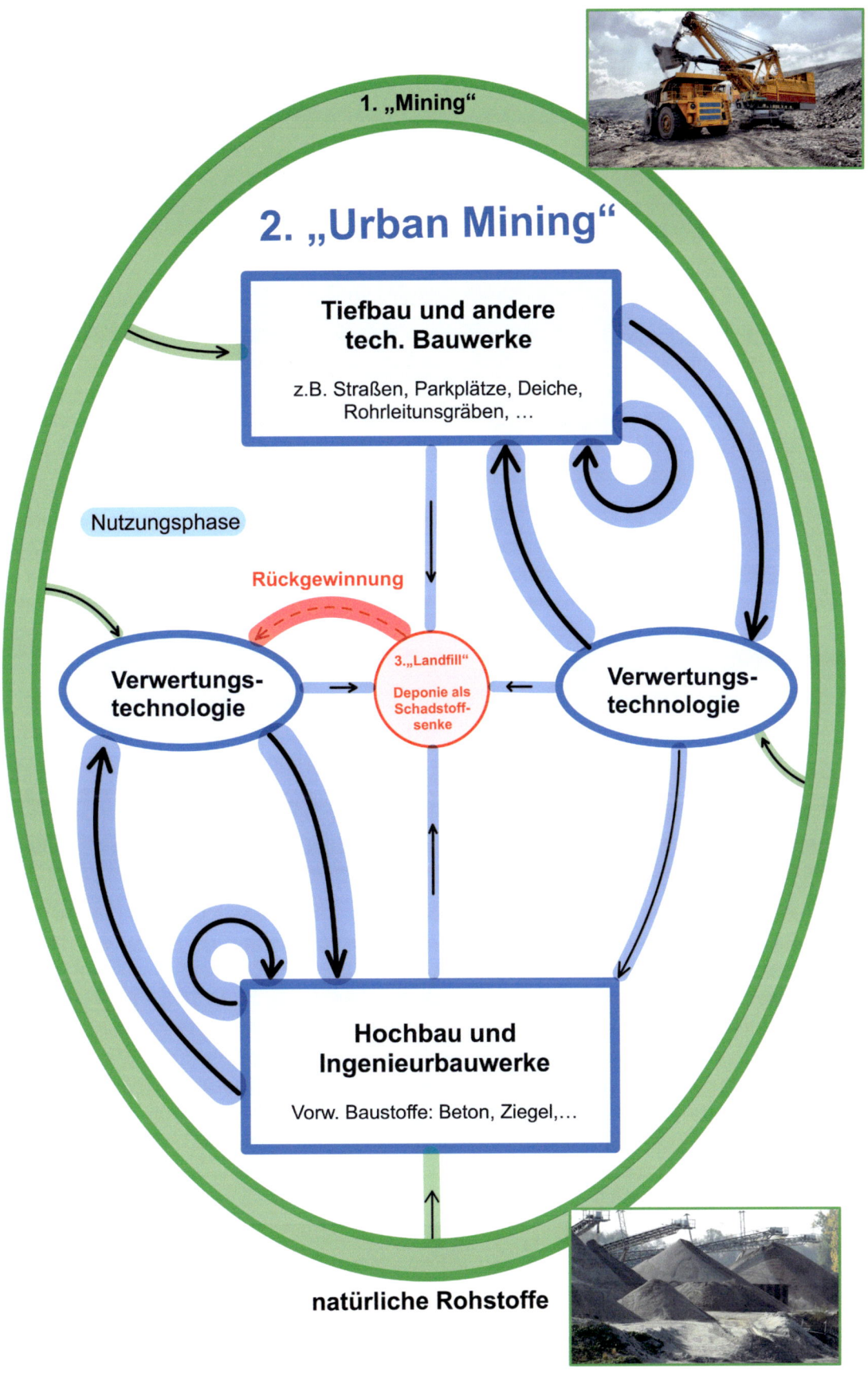

Abbildung 37   Ressourcenschonung durch verbesserte Kreislaufwirtschaft
[Eigene Darstellung, in Anlehnung an (8), Rückblick Abbildung 3, 22.12.2021]

7.3 Gesetzliche und vergaberechtliche Rahmenbedingungen

Während der Forschungsarbeit kristallisierte sich mehrmals heraus, dass große Ungewissheit bezüglich der abfallrechtlichen Verantwortung besteht. Aus dem § 3 Abs. 8 und 9 KrWG geht scheinbar nur sehr unklar hervor, wer Erzeuger und wer Besitzer von Abfällen ist. Von rechtlicher Seite wurde diese Thematik ausführlich unter Punkt 3.3 betrachtet. Die abfallrechtlichen Pflichten treffen immer den Bauherren als Erst-Erzeuger und Erst-Besitzer. Gemäß der Ewigkeitshaftung nach Bundesbodenschutzgesetz bleibt die Erzeugereigenschaft bis zur Entsorgung nach Kreislaufwirtschaftsgesetz bestehen. Wohingegen der Besitzer (i.d.R. ausführender Unternehmer oder Entsorgungsbetrieb) durch Weitergabe oder Dereliktion, entsprechend seiner Entsorgungsverträge, von seinen Pflichten entbunden wird. (12)

In der Praxis zeigt sich jedoch, dass es kontinuierlich zu einer Verlagerung der Risiken und Kosten im Umgang mit Bodenaushub oder Bauschutt auf die Bauwirtschaft kommt. Dies entspricht nicht dem Verursacherprinzip des Kreislaufwirtschaftsgesetzes. Bauherren der privaten und der öffentlichen Hand **müssen** ihrer abfallrechtlichen Verantwortung als Abfallerzeuger nachkommen. Ein Vorschlag zur Problemlösung wäre die Schärfung des Gesetzestextes, sodass kein weiterer Raum für Interpretationen bleibt.

Des Weiteren bedarf es eines staatlich regulierenden Eingriffs für die Verwendung von Recycling-Baustoffen. Dies könnte beispielsweise durch eine **gesetzlich vorgeschriebene Mindestquote an Ersatzbaustoffen bei Neubau-, Sanierungs- oder Instandhaltungsmaßnahmen** geschehen. Die Einführung einer Quote für die Verwendung von Recyclingmaterialien könnte außerdem die Akzeptanz dieser Stoffe steigern, da sich die Menschen aktiv damit auseinandersetzen müssten.

Nach der Vergaberechtsreform des europäischen Gesetzgebers im Jahr 2016 sind vor allem öffentliche Auftraggeber berechtigt, Umweltaspekte in alle Phasen der Vergabe einfließen zu lassen. Folglich könnten Behörden bei Ausschreibung von Tiefbaumaßnahmen den Einsatz von RC-Materialien festlegen. Die Umsetzung im Großraum Frankfurt verdeutlicht allerdings erneut, dass eine gewisse Diskrepanz bei der Berücksichtigung von Ersatzbaustoffen herrscht (vgl. Absatz 7.2). Um das Ziel „Weniger entsorgen und mehr hochwertig verwerten" voranzutreiben, muss die Stellschraube „Ausschreibung und Vergabe" besser eingesetzt werden.

Ein weiterer Aspekt, welcher Probleme hervorbringt, ist der derzeitige Umgang mit Kleinmengen. **Kleinmengen von Aushub, welche bei Reparaturmaßnahmen im Kabel- und Rohrleitungstiefbau anfallen, müssen gesondert betrachtet werden.** Der zeitliche und finanzielle Aufwand zur Durchführung von Analysen ist unverhältnismäßig hoch. Der Status Quo zeigt, dass Bauunternehmen den Aushub auf eigenen Bereitstellungsflächen zwischenlagern, analysieren und sich anschließend um den weiteren Entsorgungsweg kümmern. Da die Kapazitäten teilweise nur sehr beschränkt sind, wird es zur Mammutaufgabe den Aushub möglichst schnell zu analysieren und wirtschaftlich zu entsorgen. Abhilfe wird geschaffen, wenn der Abfallerzeuger gemäß § 3 Abs. 8 und 9 KrWG seiner Verantwortung nachkommt. Dieser sollte Bereitstellungsflächen als Zwischenlager für Kleinmengen vorhalten. Die entstehenden Abfallhaufen könnten in Form von Sammelproben analysiert und anschließend wirtschaftlich verwertet werden. Mischproben aus größeren Einheiten senkten den Analyseaufwand.

Genannte Zwischenlagerplätze oder Bereitstellungsflächen für Kleinmengen könnten in Kombination mit Recyclinganlagen als idealer Umschlagplatz fungieren. Unternehmen brächten den Aushub von der Baustelle auf Zwischenlagerflächen. Dort würde dieser in Sammelproben analysiert und je nach Ergebnis für verschiedene Folgenutzungen bereitgestellt. Insbesondere bei den klassischen Jahresverträgen der öffentlichen Auftraggeber könnte ein solches System ideal funktionieren.

7.4   Einheitliche Systeme und ein besseres Monitoring

Die Untersuchung der zur Verfügung stehenden Entsorgungskapazitäten und real fließender Stoffströme erwies sich als enorm schwierig. Damit die Ergebnisse möglichst greifbar übermittelt werden, wird nachfolgend nochmal kurz anhand einer Abbildung auf die Entsorgungswege eingegangen.

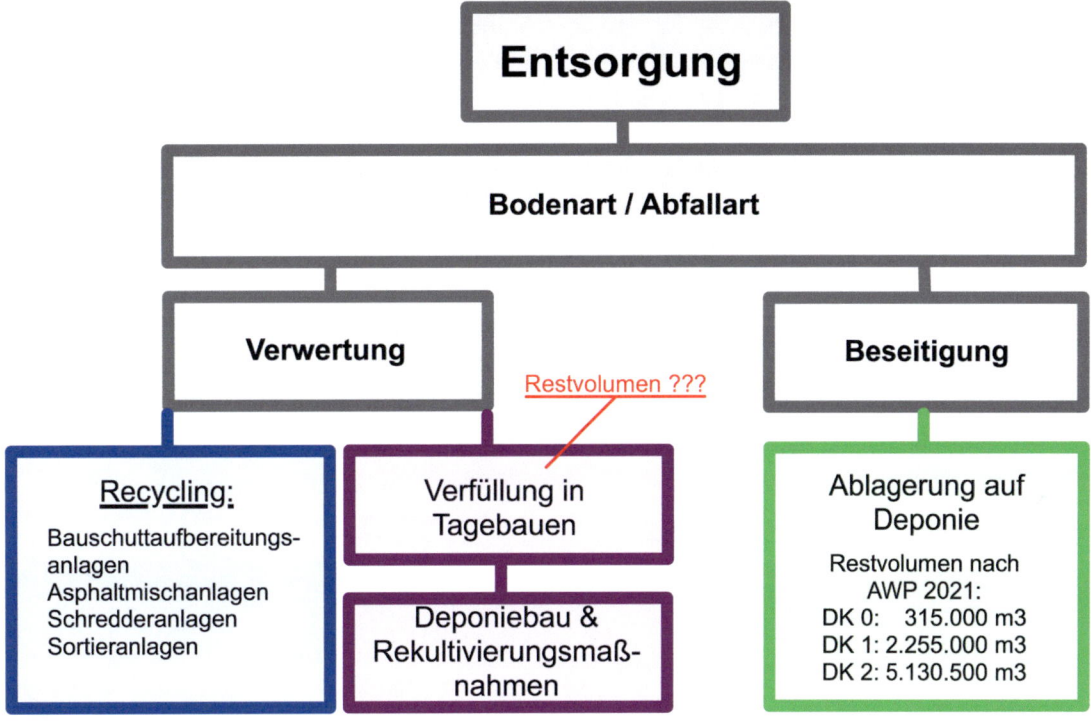

Abbildung 38   Übersicht Entsorgungswege [Eigene Darstellung, 23.12.2021]

Die Menge beseitigter Bau- und Abbruchabfälle wird von dem hessischen statistischen Landesamt für das Jahr 2018 mit 505.183 Tonnen angegeben. Der Abfallwirtschaftsplan Hessen vom 09.09.2021 weist drei DK0-Deponien, drei DK1-Deponien und 13 DK2-Deponien mit einem Gesamt-Restvolumen von ca. 7,7 Millionen Kubikmetern aus. Allerdings signalisieren Fachleute, dass die Angaben des Abfallwirtschaftsplanes gründlich zu hinterfragen sind. Nichtsdestotrotz sind diese Werte ausreichend, um eine rechnerische Bewertung der Entsorgungssicherheit durchzuführen (s. Fazit und Beantwortung der Forschungsfrage Kapitel 8.1).

Der mengenmäßig bedeutendste Entsorgungsweg ist die Verfüllung in übertägigen Abbaustätten. Laut Angaben des Abfallwirtschaftsplanes wurden im Jahr 2018 rund 7,4 Millionen Tonnen verfüllt. Eine Angabe zu möglichen Verfüllungsstätten oder gar genehmigtem Verfüllungsvolumen gibt es hier jedoch nicht. Dies resultiert einerseits daraus, dass den Regierungspräsidien keine gesetzliche Verpflichtung über die Erstellung eines Katasters mit möglichen Verfüllungsstätten obliegt. Andererseits stecken dahinter auch wirtschaftliche Absichten der Tagebaubetreiber.

Dieser Umstand führt dazu, dass faktisch keine Planungsgrundlage oder Bewertungsmöglichkeit der Entsorgungssituation im Bereich der Verwertung gegeben ist. Die Angaben in den statistischen Ämtern oder auch im Abfallwirtschaftsplan beruhen lediglich auf Schätzungen und groben Aussagen der Tagebaubetreiber und Genehmigungsstellen.

Hieraus resultiert gleichzeitig auch eine erhöhte Unsicherheit bezüglich der Deponierung. Das Wegfallen oder Hinzukommen neuer Verwertungsmöglichkeiten wirkt sich direkt auf die Deponievolumina aus. In der sich zuspitzenden Ermangelung an Beseitigungsmöglichkeiten kann Ersteres den sich andeutenden Entsorgungsnotstand weiter beschleunigen.

Zur systematischen Erfassung real fließender Stoffmengen und Beurteilung der Kapazitäten ist ein funktionierendes Monitoring-System zu etablieren. Im Zuge dessen ist die **Erstellung eines öffentlich zugänglichen Katasters** für alle drei hessischen Regierungsbezirke sehr wichtig. Dies vereinfacht die Suche nach geeigneten Entsorgungsmöglichkeiten und räumt bestehende Unklarheiten bezüglich eines schadlosen und ordnungsgemäßen Entsorgungsweges bei Seite.

Derartige Systeme und Übersichten zu entwickeln und konstant zu pflegen ist von essenzieller Bedeutung. Landesweite Bodenkarten, aus welchen ersichtlich ist, ob der Boden geogen oder anthropogen vorbelastet ist, können die ortsnahe Wiederverwendung nach dem Prinzip „Gleiches zu Gleichem" erleichtern. Die Betrachtung des Bodens nach dessen Hintergrundbelastung ist ebenfalls verstärkt in die Thematik miteinzubeziehen. Nach den üblichen Analyseverfahren werden Böden mit natürlichem Hintergrund oftmals als schadstoffhaltig eingestuft. Das Material enthält jedoch keine Schadstoffe, sondern einen bestimmten Mineralbestand, welcher die Überschreitung einzelner Parameter auslöst.

Darüber hinaus ist die Analytik landesweit zu vereinheitlichen. Die derzeitig oftmals durchgeführte Doppel-Beprobung am Entstehungs- und Entsorgungsort treibt Kosten und Zeit in die Höhe und verkompliziert die Entsorgung unnötig. Ein Verbesserungsvorschlag wäre die Zusammenführung der vier Analysen LAGA M20, Deponieverordnung und Hessische Verfüllrichtlinie Tabelle zwei und drei.

7.5   Planerische Geländemodellierung (Straßen- und Geländeniveau)

Zu Beginn dieses Abschnittes wird nochmals darauf eingegangen, weshalb Bodenaushub oder andere Baumaterialien als Abfall deklariert werden und welche sonstigen Möglichkeiten der Verwertung bestehen. Gemäß § 3 Abs. 1 Satz 1 KrWG sind alle Stoffe oder Gegenstände, derer sich ihr Besitzer entledigen will oder muss, als Abfall zu bezeichnen. Vereinfacht gesagt bedeutet das, sobald der Bodenaushub die Baustelle verlässt, wird dieser zu Abfall. (17)

Bodenaushub fällt jedoch nicht unter den rechtlichen Begriff „Abfall", wenn dieser auf der Baustelle umgelagert oder auf Bereitstellungsflächen für die Wiederverwendung am Herkunftsort vorgehalten wird (s. Zwischenlagerung/Umlagerung nach § 12 Abs. 2 Satz 2 BBodSchV). § 2 Abs. 10 und 11 KrWG dekretiert zusätzlich, dass rechtliche Abfalleigenschaften nicht gelten für:

10. Böden am Ursprungsort (Böden in situ), einschließlich nicht ausgehobener, kontaminierter Böden und Bauwerke, die dauerhaft mit dem Grund und Boden verbunden sind (§ 2 Abs. 10 KrWG),

11. nicht kontaminiertes Bodenmaterial und andere natürlich vorkommende Materialien, die bei Bauarbeiten ausgehoben wurden, sofern sichergestellt ist, dass die Materialien in ihrem natürlichen Zustand an dem Ort, an dem sie ausgehoben wurden, für Bauzwecke verwendet werden (§ 2 Abs. 11 KrWG).

Die durch diese Paragraphen unterstützte Verwendung von Bodenaushub am Entstehungsort entspricht dem obersten Grundsatz der Abfallhierarchie, der Vermeidung von Abfällen. Materialien, welche beispielsweise bei der Erstellung einer Baugrube anfallen, können auf dem Baufeld zur Geländemodellierung, Auffüllung oder sonstigen Maßnahmen verwendet werden. Die Formulierung „können" ist dabei jedoch nicht richtig. Gemäß der Abfallhierarchie sind Erzeuger gesetzlich sogar verpflichtet, Maßnahmen der Vermeidung zu ergreifen.

Bei der Ausweisung neuer Baugebiete oder größerer Bauvorhaben sollte das Prinzip der Abfallvermeidung durch gezielte Planung Einsatz finden. Der zu entsorgende Aushub kann dabei durch planmäßige Geländemodellierung, Erdmassenausgleich, der Rückverfüllung von Baugruben, höhere Trassierung von Straßen- und Gleisinfrastruktur, Einbindung in Lärmschutzwällen oder erhöhtes Erschließungs- und Geländeniveau reduziert werden.

Die Bauleitplanung als wichtiges Planungswerkzeug der städtebaulichen Entwicklung einer Gemeinde ist für die Aufstellung neuer Bebauungspläne zuständig. Durch Hebung des Straßenniveaus bei der Erschließung neuer Wohngebiete entstehen Retentionsräume für Aushubmassen, welche mannigfaltige Vorteile für Gemeinde und spätere Anwohner bieten. Zum einen reduzieren sich die Kosten der Entsorgung für den Bodenaushub, da anfallendes Material auf dem Grundstück selbst oder im Baugebiet verwendet werden kann. Bei einer Grundstücksfläche von beispielsweise 200 Quadratmetern (abzüglich Hausfläche) und 0,50 Metern Baugebietserhöhung können Kosten von rund 3.500 bis 4.000 Euro gespart werden (s. Abschnitt 6.1.1). Gleichzeitig entfallen lange Transportwege und die Aushubtiefe der Baugrube wird reduziert. Alles in allem wächst die Attraktivität der Bauplätze, da das lästige Thema der Aushubentsorgung auf das Minimum reduziert werden könnte.

In Abbildung 39 ist eine Drohnenaufnahme eines im Jahr 2019 entstandenen Neubaugebietes zu sehen. Bei dem Gebiet handelt es sich um eine ehemalig landwirtschaftlich genutzte Wiesenfläche, welche im Zuge der Erweiterung des Stadtgebietes erschlossen wurde. Bei der Erschließung des nahezu flachen Geländes wurde die Planungsachse im Höhenplan mit dem Gelände verbunden. Derart ideale Verhältnisse für die Anwendung einer gezielten Überhöhung des Straßenniveaus nicht zu erkennen, ist nicht nur kritisch zu betrachten, sondern nach § 6 Abs. 1 KrWG rechtswidrig, da keine Maßnahmen der Abfallvermeidung getroffen wurden.

Der dadurch verlorene Retentionsraum in dem rund 29 Hektar großen Neubaugebiet entspricht bei 0,50 Metern Erhöhung 14.500 Kubikmeter.

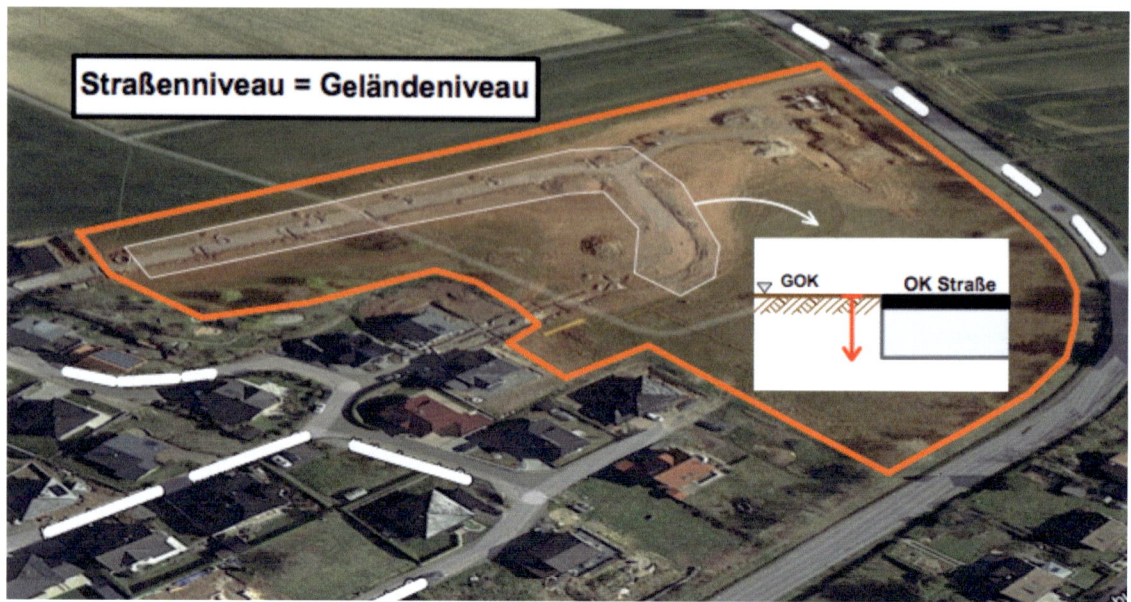

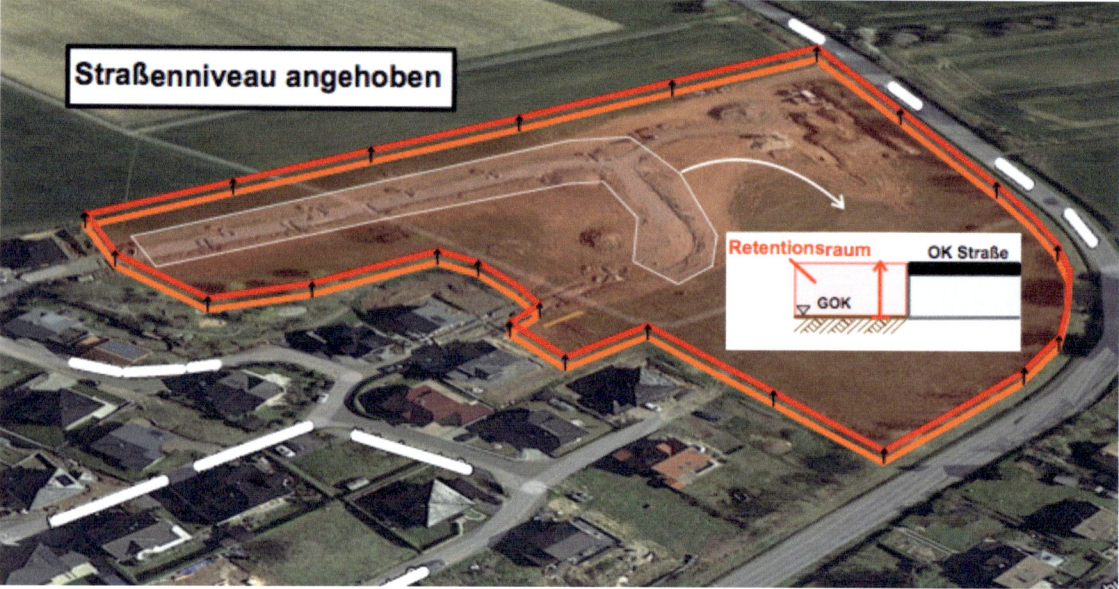

*Abbildung 39   Möglichkeit der Abfallvermeidung bei der Planung neuer Wohngebiete
[Eigene Darstellung, 27.12.2021]*

7.6 Digitale Unterstützung durch Building Information Modeling (BIM)

Building Information Modeling (BIM)[16] ist eine Methode auf Basis von drei- bis n-dimensionalen Bauwerksmodellen und verhilft der vernetzten Planung, Ausführung und Bewirtschaftung von Gebäuden und anderen Bauwerken. Dabei stehen primär die Daten zur Abbildung der physikalischen, funktionalen sowie kosten- und zeitbezogenen Eigenschaften des Bauwerkes im Vordergrund. Die Nutzung des virtuellen Modelles und die Fortschreibung der Daten erstreckt sich dabei über alle Projektphasen von Vorplanung, Entwurf, Ausführungsplanung, Ausführung, Inbetriebnahme bis zur Nutzung. (29)

Zukünftiges Ziel sollte es sein, die digitale Unterstützung auch zur Betrachtung der Nachnutzungsphase heranzuziehen. Sobald die im Bauwerksdatenmodell gespeicherten Bauteilinformationen Aussagen zu Schadstoffen, zum Rückbau oder zu Verwertungsmöglichkeiten zulassen, können Entsorgungskonzepte einfach und problemlos erstellt werden. Die Planung des Entsorgungsweges kann dabei bereits vor dem Abbruch genau und detailliert durchgeführt werden und nicht erst, wenn der selektive Abbruch unbekannte Baustoffe hervorbringt.

Durch den frühzeitigen Einbezug von Building Information Modeling in die Abbruchphase kann ein Gesamteindruck über das Gebäude entstehen. Angaben zu Hersteller oder auch Herkunft des verwendeten Baumaterials sowie konkrete stoffliche Zusammensetzungen schaffen Transparenz und liefern wichtige Informationen für Nachnutzungs- oder Recyclingmöglichkeiten. Außerdem kann die Datenwolke eines Gebäudes auch Angaben zur Nutzungsdauer von Bauteilen mit direkter Verknüpfung einer schadlosen und ordnungsgemäßen Entsorgung enthalten.

Hauptsächlich lässt der konsequente Einsatz von BIM Aussagen zum tatsächlichen in einer Stadt enthaltenen Rohstoff-Verwertungspotential zu (Prinzip des Urban Mining). So kann beispielsweise bereits in der Planungsphase geprüft werden, ob die Materialen, welche beim Abbruch des Gebäudes X entstehen beziehungsweise durch „Stadtschürfung"[17] gewonnen werden, beim Neubau von Gebäude Y wiederverwendet werden könnten. Dieses System schont wichtige Ressourcen und steigert die Effizienz durch tatsächliche Kreislaufwirtschaft. Die Stadt als „Urban Mine" gewinnt in Verbindung mit Building Information Modeling den Status einer hochwertigen Rohstoffquelle.

Darüber hinaus sollten der digitale Austausch und die Vernetzung zwischen Planung, Ausführung und Entsorgung ideal miteinander verknüpft werden. An dieser Stelle ist auf die angesprochene Entwicklung übersichtlicher Abfall-Monitoring-Systeme (Kapitel 7.4) hinzuweisen. Über BIM ließe sich herausfinden, welche Schadstoffe in dem Abbruchmaterial enthalten sind und anhand der Übersichtssysteme kann eine passende und schnelle Entsorgungsmöglichkeit gefunden werden.

Voraussetzung für die Anwendung von Building Information Modeling ist jedoch, dass die Datenwolke nach dem Bau und während der Nutzung kontinuierlich und sorgfältig gepflegt wird. Bei richtiger und intelligenter Anwendung der BIM-Methode in allen Lebensphasen eines Bauwerkes ergibt sich ein bedeutender Mehrwert für alle Beteiligten, und in Bezug auf die umweltpolitische Thematik der Entsorgung, für die gesamte Gesellschaft. Trotzdem kommt die Thematik in weiten Teilen des Bauwesens noch nicht vollständig zum Zuge.

Derzeit befinden wir uns in der Übergangsphase, das heißt zwischen dem BIM-Reifegrad Stufe zwei und Stufe drei. Allein aus technischer Sicht ist die vollumfängliche Anwendung von BIM möglich. Erneut muss somit an die Vorbildfunktion der öffentlichen Auftraggeber appelliert werden. Nichts desto trotz müssen vor allem auch junge Ingenieure den Wandel der Zeit erkennen und darauf hinarbeiten, bestehende Diskrepanzen zu lösen und das System sowie die damit verbundenen Kausalitäten weiter in der Bauwelt zu etablieren.

---

[16] BIM: Building Information Modeling - Bauwerksdatenmodell
[17] Stadtschürfung: [engl. Urban Mining] Bergbau im Stadtgebiet, Stadt als anthropogene Rohstofflagerstädte (40)

8   Fazit

8.1   Zusammenfassung und Beantwortung der Forschungsfrage

Siedlungsentwässerung, Klärschlämme, Hausmüllbeseitigung, Straßenreinigung oder die Entsorgung von Bau- und Abbruchabfällen sind seit jeher lästige, aber enorm wichtige und notwendige Aufgaben zur Sauberhaltung größerer Siedlungen. Die Gewährleistung der Entsorgungssicherheit ist ein bedeutender Schlüssel für ein gesundes, hygienisches und friedvolles Zusammenleben von Menschen in kleinen Gemeinden bis hin zu hochindustrialisierten Volkswirtschaften. Neben dem Gesundheitsschutz tritt die abfallwirtschaftliche Zielsetzung eines nachhaltigen, umweltschonenden Umgangs mit Rohstoffen immer mehr in den Vordergrund. Die Komplexität der Beschaffenheit, die Menge und die Zusammensetzung der Abfälle sowie die damit verbundenen ökologischen und ökonomischen Folgen rufen erhebliche Schwierigkeiten für die Verantwortlichen hervor. Dass die erwähnten Herausforderungen im Bereich der Abfallbeseitigung von Bauschutt und Erdaushub zu nachlässig behandelt werden, bestätigte die Ausarbeitung.

Um sich der Thematik anzunähern, wurde zu Beginn Klarheit über die Arten, den Lebenszyklus, die Analytik, die Bewertung als auch die Zuordnung von Bau- und Abbruchabfällen geschaffen. Auf Basis einer Recherche zur abfallrechtlichen Historie und der geltenden Gesetzgebung, wurde die Vielschichtigkeit des Abfallrechts eindringlich verdeutlicht. Die statistische Auswertung im Hauptteil stellte die Fundamentierung für anschließende Untersuchungen im Bereich der Ökologie und Ökonomie dar.

Innerhalb dieser Kapitel stellte sich die Bewertung der Entsorgungssicherheit auf Basis offengelegter Statistiken als besondere Schwierigkeit heraus. Führende Experten wiesen darauf hin, dass weder die real fließenden Stoffströme, noch die zur Verfügung stehenden Entsorgungsmöglichkeiten oder gar die vorhandenen Restvolumina genau erfasst werden. Speziell im Bereich der übertägigen Verfüllungsstätten konnte somit aufgrund fehlender Information zu Restvolumina keine Angabe zur Entsorgungssicherheit getroffen werden.

Dennoch ist es gelungen, neben der Beantwortung gestellter Unterfragen die zugrundeliegende Fragestellung dieser Arbeit „Droht dem Bundesland Hessen der Entsorgungsnotstand für Bauschutt und Erdaushub?" wie folgt zu beantworten.

Dazu wurden die Statistiken des am 01.09.2021 erschienenen Abfallwirtschaftsplan Hessen sowie des hessischen statistischen Landesamtes soweit aufgeschlüsselt, bis eine zur Betrachtung der Entsorgungssicherheit hinreichende Datengrundlage gebildet wurde. Diese Daten können nachvollziehbar in Abbildung 40 eingesehen werden.

Wie bereits des Öfteren in dieser wissenschaftlichen Arbeit erwähnt, betrug die deponierte Menge an Bau- und Abbruchabfällen im Jahr 2018 in Hessen 505.183 Tonnen. Laut Statistik sind gut 90 Prozent dieser Abfälle der Abfallgruppe „Boden und Steine" sowie „Bauschutt" zuzuordnen. Dementsprechend ist für die weitere Betrachtung lediglich das Restvolumen von Deponien der Klasse DK 0 und DK 1 wichtig.

Das Restvolumen von Deponien der Klasse DK 0 für mineralische Abfälle mit geringem Schadstoffgehalt wie beispielsweise Erdaushub, liegt bei 315.000 Kubikmetern. Es ist laut Abfallwirtschaftsplan weder neues Volumen in Planung noch in Bau. Es handelt sich somit um einen Endverbrauch des Vorrates an Deponieraum. Im Bereich der Deponien für mäßig belasteten Erdaushub, Bauschutt oder vergleichbare mineralische Abfälle (Deponieklasse DK 1) besteht ein Restvolumen von 2.255.000 Kubikmetern.

In der anschließenden Rechnung zur Bewertung der Entsorgungssicherheit wird von dem absolut günstigsten Fall ausgegangen. „Günstiger Fall" stellt im Kontext dieses rechnerischen Nachweises die maximale Zeitspanne dar, bis die Kapazitäten erschöpft sind.

Demzufolge wird davon ausgegangen, dass die zu beseitigende Menge in den Folgejahren konstant bei 505.183 Tonnen liegen wird. Dies vernachlässigt die Aussagen von Fachleuten, dass sogar von einem leichten Anstieg der Beseitigungsmenge auszugehen ist. Ferner wird der Ansatz getroffen, dass die Restvolumina ausschließlich mit Boden, Steinen und Bauschutt beansprucht werden. Die prozentuale Aufteilung wird mit 70 Prozent „Boden und Steine" und 30 % „Bauschutt" angenommen.

Ebenfalls wichtig zu klären ist die Umrechnung von Volumen- und Gewichtsangaben. Im Zuge dieser Ausarbeitung wurde bisher immer der Umrechnungsfaktor für Bodenaushub mit 1,80 Tonnen pro Kubikmeter angesetzt. Je nach Beschaffenheit des Materials wird an dieser Stelle auch mit 1,70 Tonnen pro Kubikmeter gerechnet. Die Dichte von Bauschutt oder Abbruchmaterial liegt in der Regel bei 1,30 Tonnen pro Kubikmeter.

$\rightarrow$ Wie lange ist die Entsorgungssicherheit für Bau- und Abbruchabfälle gewährleistet?

- Art des Abfalls: Boden und Steine, Bauschutt
- Beseitigungsmenge (2018):   505.183 t

     davon   Boden und Steine: 353.628 t
                      Bauschutt: 151.555 t

- Restvolumen DK 0:   315.000 m^3
- Restvolumen DK 1:   2.255.00 m^3
- Dichte Boden und Steine: 1,80 t/m^3 (günstigster Fall)
- Dichte Bauschutt: 1,30 t/m^3

1) $\quad \dfrac{353.628 \; \frac{t}{Jahr}}{1,80 \; \frac{t}{m^3}} \; = \; 196.460 \; \frac{m^3}{Jahr}$

2) $\quad \dfrac{151.555 \; \frac{t}{Jahr}}{1,30 \; \frac{t}{m^3}} \; = \; 116.580 \; \frac{m^3}{Jahr}$

$$\frac{315.000 \; m^3 + 2.255.000 \; m^3}{196.460 \; \frac{m^3}{Jahr} + 116.580 \; \frac{m^3}{Jahr}} \; = \; \mathbf{8,21 \; Jahre}$$

Per Definition (s. Unterkapitel 1.3) liegt im abfallrechtlichen Sinne ein Entsorgungsnotstand vor, wenn die schadlose und ordnungsgemäße Entsorgung von bestimmten Abfällen nicht mehr gesichert ist. Dieser Zustand tritt aller spätestens bereits in 8 Jahren für die Beseitigung von Bauschutt und Erdaushub in Hessen ein. Ab diesem Zeitpunkt ist es nicht mehr möglich, Bau- und Abbruchabfälle entsprechend ihrer Schadstoffklassifikation auf DK 0 oder DK 1 Deponien zu beseitigen.

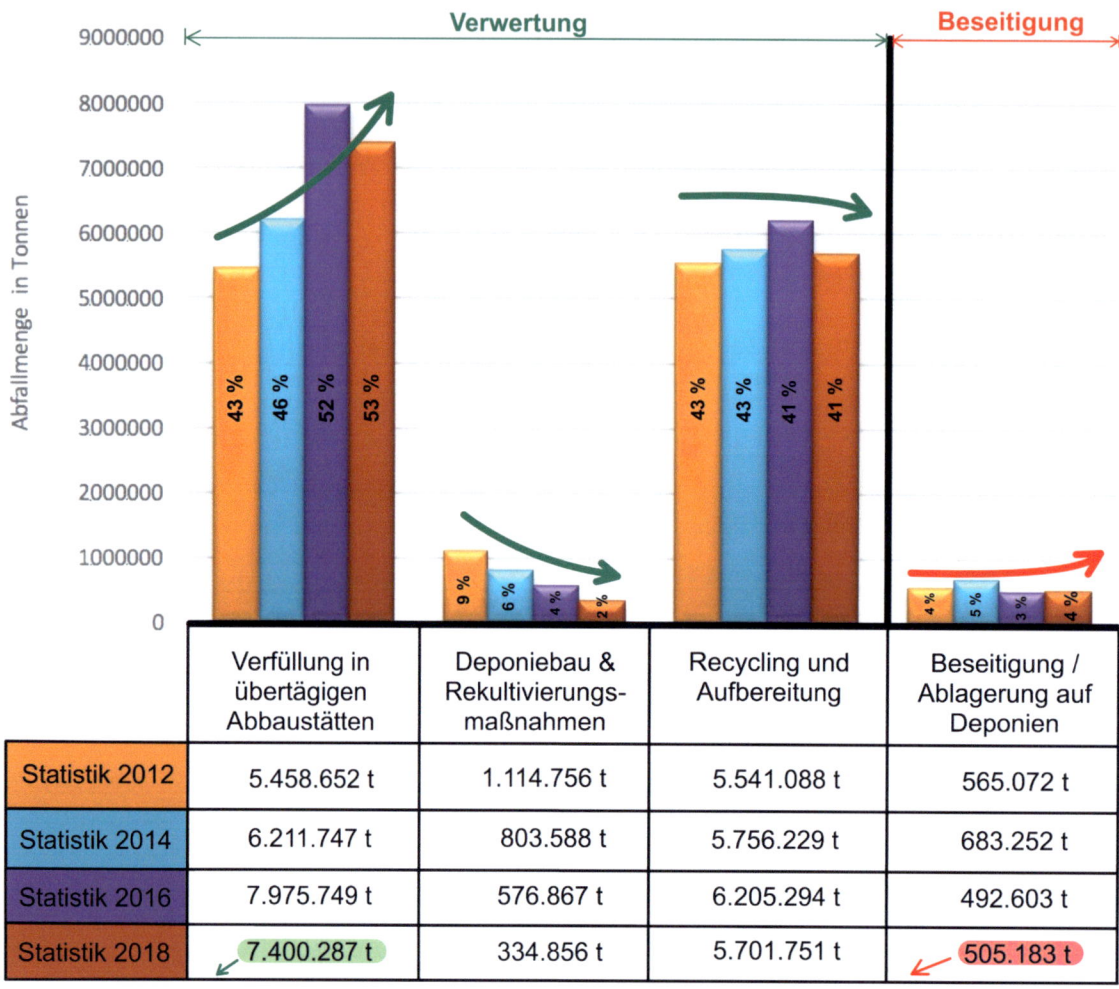

Gesamtübersicht
Entsorgung von Bau- und Abbruchabfällen in Hessen

	Verfüllung in übertägigen Abbaustätten	Deponiebau & Rekultivierungs-maßnahmen	Recycling und Aufbereitung	Beseitigung / Ablagerung auf Deponien
Statistik 2012	5.458.652 t	1.114.756 t	5.541.088 t	565.072 t
Statistik 2014	6.211.747 t	803.588 t	5.756.229 t	683.252 t
Statistik 2016	7.975.749 t	576.867 t	6.205.294 t	492.603 t
Statistik 2018	7.400.287 t	334.856 t	5.701.751 t	505.183 t

Restvolumen?

Restvolumen nach AWP 2021:

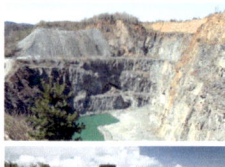

keine Angaben…

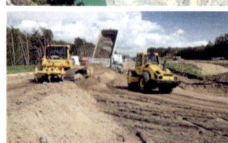

Verwertung zur Geländemodellierung, o.Ä.?

keine Angaben …

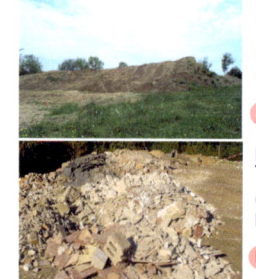

Deponieklasse 0:

Mineralische Abfälle
(z.B. unbelasteter Erdaushub)

Restvolumen: 315.000 m3

Deponieklasse 1:

(Mäßig belasteter Erdaushub oder Bauschutt)

Restvolumen: 2.255.000 m3

Deponieklasse 2:

(Regeldeponie für vorbehandelten Hausmüll)

Restvolumen: 5.130.500 m3

Abbildung 40   Gesamtdarstellung zur Beantwortung der Forschungsfrage
[Eigene Darstellung, in Anlehnung an (30), 28.12.2021]

Neben der Betrachtung des „Best Case"-Szenario wurde auch der ungünstigste Fall untersucht. Dazu wurde mit dem Computer Algebra System „GeoGebra" eine Funktionenschar erzeugt und über Schieberegler der „Worst Case" eingestellt. Die veränderlichen Parameter a und b repräsentieren die Dichte der Abfälle. Über die Einflussgröße c konnte ein jährlicher Zuwachs oder Rückgang des Gesamtabfallaufkommens an Bau- und Abbruchabfällen berücksichtigt werden. Der Ordinatenabschnitt entspricht dem restlichen Deponierungsvolumen für die Klassen DK 0 und DK 1. Das nachfolgend dargestellte kartesische Koordinatensystem ist ein Ausschnitt des Grafikfensters aus GeoGebra, in welchem die mathematische Langzeitsimulation durchgeführt wurde.

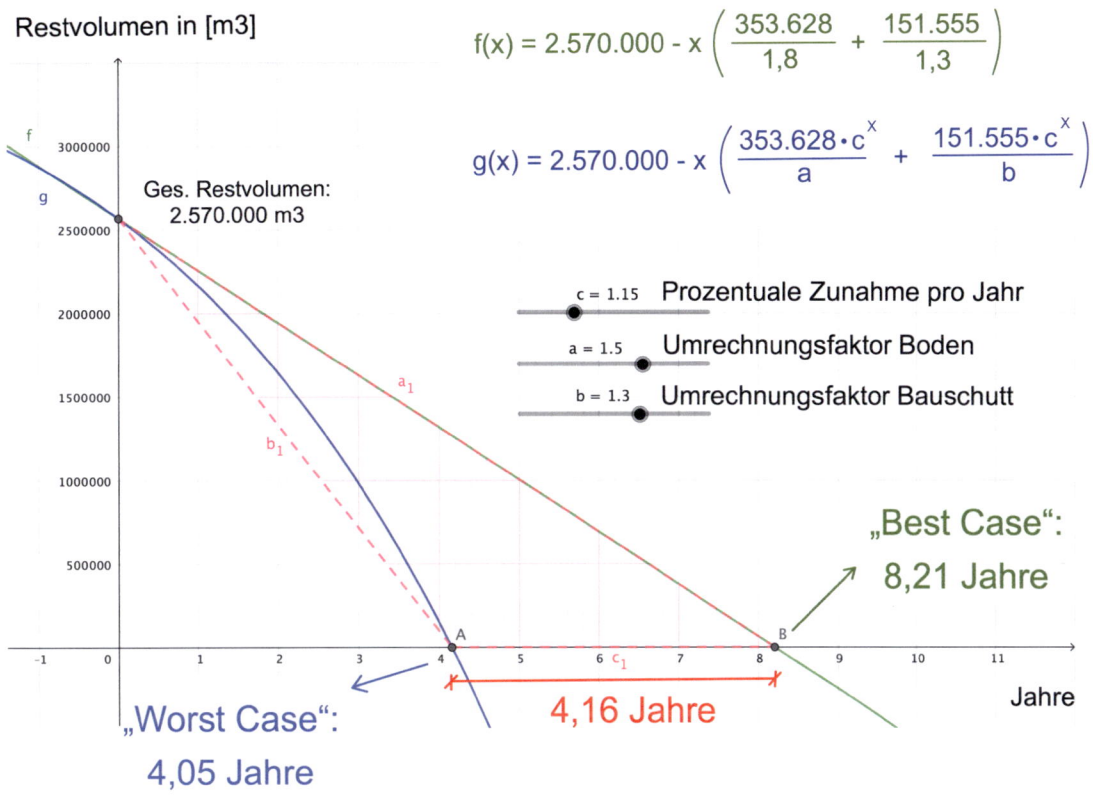

$$f(x) = 2.570.000 - x \left(\frac{353.628}{1,8} + \frac{151.555}{1,3} \right)$$

$$g(x) = 2.570.000 - x \left(\frac{353.628 \cdot c^x}{a} + \frac{151.555 \cdot c^x}{b} \right)$$

Abbildung 41   Mathematische Langzeitsimulation zur Bewertung der Entsorgungssicherheit
[Eigene Berechnung mit GeoGebra (CAS-System), 29.12.2021]

Die Schnittpunkte mit der Abszisse liegen einerseits bei 4,05 Jahren und andererseits bei 8,21 Jahren. Daraus ergibt sich eine Differenz von 4,16 Jahren. Der „Worst Case" entsteht, wenn der Parameter a auf 1,50 und b auf 1,30 Tonnen pro Kubikmeter eingestellt wird. Die prozentuale Zunahme pro Jahr wurde mit 15 Prozent angenommen. Aufgrund dessen, dass die Zunahme exponentiell in die Funktionenschar eingeht, ist die Abnahme der Kapazitäten von Jahr zu Jahr stärker. Das Deponievolumen wäre nach dieser Simulation bereits im Jahr 2026 vollständig aufgebraucht.

In Anbetracht der unbekannt langen Genehmigungszeiten (s. Kapitel 3.6) durch das Planfeststellungsverfahren kann selbst bei sofortigem Handeln noch innerhalb diesen Jahres der Notstand für die Beseitigung ungefährlicher Bau- und Abbruchabfälle nicht aufgehalten werden.

Da die Eröffnung neuer Deponien sehr lange dauert, gilt es, die Gesamtsituation durch eine Mixtur von verschiedenen Maßnahmen zu verbessern und so den Entsorgungsnotstand in seiner Stärke einzudämmen. Die Umsetzung des Maßnahmenkataloges aus Kapitel 7 sollte dabei nach der vorgestellten Priorisierung abgearbeitet werden.

8.2 Schlusswort

Die politische Haltung durch wenig Deponien die Kreislaufwirtschaft zu fördern, führt gegenwärtig zu wachsenden Transportentfernungen, steigenden Kosten, einer erhöhten Umweltbelastung und resultiert in einem sich ankündigenden Entsorgungsnotstand. Dies muss dringend gestoppt werden.

An dieser Stelle soll jedoch ausdrücklich darauf hingewiesen werden, dass die Lösungsvorschläge dieser Ausarbeitung, welche aus neuen Forschungserkenntnissen erwachsen sind, nicht unreflektiert in der Schaffung neuer regionaler Deponien liegen. Dies entspräche weder einem nachhaltigen Umweltschutz, noch einer funktionierenden Kreislaufwirtschaft.

Der Appell richtet sich an die konsequente Realisierung des erarbeiteten Maßnahmenkatalogs zur Verhinderung oder Hemmung des sich androhenden Entsorgungsnotstandes für Bauschutt und Erdaushub in Hessen. Die vorliegende Bachelorthesis soll Aufklärung in bauspezifischen oder auch politischen Gremien leisten, indem sie Informationen übermittelt, Probleme benennt und Lösungsansätze aufzeigt. Zur Übernahme von Verantwortung für nachfolgende Generationen muss das Bewusstsein an entsprechenden Stellen sensibilisiert werden.

8.3   Ausblick

Die wichtigste Erkenntnis aus dieser Bachelorarbeit sollte sein, dass das hessische Netz an Deponien der Klasse 0 und 1 die Entsorgungssicherheit für bestenfalls acht weitere Jahre garantiert. Bereits jetzt führt das lückenhafte Entsorgungssystem zu stark negativen ökologischen als auch ökonomischen Auswirkungen. Die sich immer weiter zuspitzende Lage wird laut den Berechnungen dieses wissenschaftlichen Berichtes im Jahre 2030 von einem Problem in einen Notstand übergehen.

Dadurch wird eine ordnungsgemäße und schadlose Beseitigung im Sinne des Kreislaufwirtschaftsgesetzes nicht mehr möglich sein. Es werden hochwertige Deponiekapazitäten mit ungefährlichen Materialien verbraucht. Transportwege, Kosten und Treibhausgasemissionen werden immer stärker steigen und die illegale Aushub- und Bauschuttentledigung wird mangels Alternativen zur Gewohnheit.

Der alternative Weg führt uns über verschiedene Treppenstufen aus dem System der Einbahnstraße hin zu realen Stoffkreisläufen. Dazu bedarf es intensivierter Auseinandersetzung der Wissenschaft, der Politik und der Gesellschaft mit den Systemen der Abfall- und Kreislaufwirtschaft. Speziell im Bereich der nachhaltigen Baustoffe sind wissenschaftliche Frage- und Aufgabestellungen in erhöhtem Maße zu untersuchen. Weiterhin wird vor allem bei der Verknüpfung der BIM-Methode mit dem Prinzip des „Urban Mining" ein enormes Zukunftspotential gesehen. Den Ausbau dieser Technologie voranzutreiben, unterstützt die sich immer stärker ankündigende Digitalisierung im Bauwesen und verhilft zu einer höheren Ressourceneffizienz für die Aufgabenstellungen des nachhaltigen Bauens.

„Wenn der Wind der Veränderung weht, bauen die einen Mauern und die anderen Windmühlen." [chinesisches Sprichwort]

Es liegt nun an uns, ob wir noch höhere Mauern bauen oder schnellstmöglich negative ökologische als auch ökonomische **Auswirkungen** auf das nötige Maß zurückschrauben, bestehende **Grenzen** durch politische und bauwirtschaftliche Zusammenarbeit zielgerichtet verschieben und so langanhaltend positive **Perspektiven** im Bereich der Entsorgung von Bau- und Abbruchabfällen schaffen.

9   Literaturverzeichnis

1. **Michael Bauer, Peter Mösle, Michael Schwarz - Drees & Sommer.** *Green Building - Leitfaden für nachhaltiges Bauen* . [Hrsg.] Springer-Verlag Berlin Heidelberg. 2. Auflage . Stuttgart : Springer Vieweg , 2013. S. 237. Bd. 1, Vorwort . ISBN 978-3-642-38297-0.

2. **Statistisches Bundesamt .** D_STATIS. [Online] 4. Juni 2021. [Zitat vom: 15. Oktober 2021.] Pressemitteilung Nr. 261 .
https://www.destatis.de/DE/Presse/Pressemitteilungen/2021/06/PD21_261_321.html.

3. —. D_STATIS. [Online] 30. Juni 2021. [Zitat vom: 11. November 2021.] Abfallbilanz (Abfallaufkommen/-verbleib, Abfallintensität).
https://www.destatis.de/DE/Themen/Gesellschaft-Umwelt/Umwelt/Abfallwirtschaft/Publikationen/Downloads-Abfallwirtschaft/abfallbilanz-pdf-5321001.html.

4. **Regierungspräsidium Darmstadt.** Hessen-Regierungspräsidium Darmstadt. [Online] 01. September 2018. [Zitat vom: 30. Oktober 2021.] Merkblatt "Entsorgung von Bauabfällen". https://rp-darmstadt.hessen.de/umwelt/abfall/bau-und-gewerbeabfall.

5. **Wikipedia-Autoren .** Notstand . [Online] Versions-ID: 215125828, 28. August 2021. [Zitat vom: 13. November 2021.] https://de.wikipedia.org/wiki/Notstand.

6. **Ausschuss "Grundwasser und Wasserversorgung" der Länderarbeitsgemeinschaft Wasser (LAWA).** Ableitung von Geringfügigkeitsschwellenwerten für das Grundwasser. [Online] 01. Dezember 2004. [Zitat vom: 11. November 2021.] https://www.lawa.de/documents/gfs-bericht-de_1552302484.pdf.

7. **Müller, Urs.** *Mineralische Baustoffe_Untersuchen, Bewerten und Konservieren* . 1. Auflage . Stuttgart : Fraunhofer IRB Verlag, 2021. S. 320 . ISBN 978-3-7388-0504-8.

8. **Bund/Länder-Arbeitsgemeinschaft Abfall (LAGA).** LAGA. [Online] 13. November 2020. [Zitat vom: 29. Oktober 2021.] Informationen. https://www.laga-online.de/documents/verstaerkte-beruecksichtigung-der-ressourceneffizienz-bei-der-bewertung-der-nachhaltigkeit-im-bauwesen_langbericht_2_1629269218.pdf.

9. **Redaktion Umweltbundesamt.** Umweltbundesamt. [Online] 8. Mai 2017. [Zitat vom: 29. Oktober 2021.] Urban Mining. https://www.umweltbundesamt.de/themen/abfall-ressourcen/abfallwirtschaft/urban-mining#strategie-zur-kreislaufwirtschaft-.

10. **Vogel, Prof. Dr. Alexander.** *Anorganische Schadstoffe in der Umwelt* . Goethe Universität Frankfurt am Main , Instiute for Atmospheric and Environmental Sciences . Frankfurt : s.n., 20. April. 2020. Vorlesungsunterlagen .

11. **Bund/Länder-Arbeitsgemeinschaft Abfall (LAGA).** LAGA. [Online] 6. November 2003. [Zitat vom: 28. Oktober 2021.] Gesamtfassung, 5. Auflage. https://www.laga-online.de/documents/m20_nov2003u1997_2_1517834540.pdf.

12. **Bär, Prof. Dr. rer. nat. Frank.** *Abfall-Boden-Altlasten/Gesetze, Querverbindungen, Alternativen.* [Hrsg.] Gütegemeinschaft Kabelleitungstiefbau e.V. 24. November 2021.

13. **Regine Gihr, Brigitte Moll, Beate Zedler, Dr. Arnold Quadflieg.** Bund-/Länderarbeitsgemeinschaft Wasser (LAWA). [Online] 22. Februar 2013. [Zitat vom: 10. November 2021.] https://www.lawa.de/documents/geringfuegigkeits_bericht_seite_001-028_1552302313.pdf.

14. **Bertram, Heinz Ulrich.** Bund/Länderarbeitsgemeinschaft Abfall (LAGA) . [Online] 6. November 2003. [Zitat vom: 30. Oktober 2021.] Überarbeitung der LAGA-Mitteilung 20. https://www.laga-online.de/documents/ni_fachliche_grundlagen_fuer_die_ueberarbeitung_der_laga_mitteilung_20_1503985106.pdf.

15. **Beate Tönges, Dezernat Bodenschutz.** Hessisches Landesamt für Umwelt und Geologie . [Online] 12. Januar 2003. Anforderungen an das Aufbringen und Einbringen von Materialien auf oder in den Boden (§ 12 BBodSchV). https://www.hlnug.de/fileadmin/dokumente/boden/heft4.pdf. ISBN 3-89531-606-7.

16. **Braun, Dr. Reiner.** *Verwertung und Beseitigung von Erdaushub und Bauschutt.* Frankfurt am Main : s.n., 2019. Vortrag - Veranstalter: Verband baugewerblicher Unternehmer Hessen e.V..

17. **Redaktion Bundesamt für Justiz .** Bundesministerium der Justiz und für Verbraucherschutz . [Online] 23. Oktober 2020. [Zitat vom: 31 . Oktober 2021.] Kreislaufwirtschaftsgesetz . https://www.gesetze-im-internet.de/krwg/BJNR021210012.html.

18. **Tietz, Prof. Dr.-Ing. Hans-Peter.** *Systeme der Ver- und Entsorgung .* 1. Auflage . Dortmund : B.G. Teubner , 2006. S. 362. Bd. 1, Kapitel 7.3.1 - Geschichte der Abfallwirtschaft . ISBN 978-3-519-00497-4.

19. **Ulrich Smeddinck, Ann Christin Klug.** Universitätsverlag Halle-Wittenberg . [Online] 01. März 2016. [Zitat vom: 30. Oktober 2021.] https://uvhw.de/files/3_uvHW_Leseproben/uvHW-135-9_AUSZUG.pdf. ISBN 978-3-86977-135-9.

20. **Kranert, Martin.** *Einführung in die Kreislaufwirtschaft .* [Hrsg.] Martin Kranert Universität Stuttgart. 5. Auflage . Stuttgart : Springer Vieweg , 2017. S. 832. Bd. 1, Kapitel 1.6 - Die Entwicklung des deutschen Abfallrechtes . ISBN 978-3-8348-1837-9.

21. **Redaktion Bundesamt für Justiz.** Bundesministerium der Justiz und für Verbraucherschutz. [Online] 25. Februar 2021. [Zitat vom: 01. November 2021.] Bundes Bodenschutzgesetz . https://www.gesetze-im-internet.de/bbodschg/.

22. —. Bundesministerium der Justiz und für Verbraucherschutz . [Online] 04. Juli 2020. [Zitat vom: 31. Oktober 2021.] Abfallverzeichnis-Verordnung AVV . https://www.gesetze-im-internet.de/avv/.

23. **Redaktion Bundesministerium für Umwelt, Naturschutz und nukleare Sicherheit .** Bundesministerium für Umwelt, Naturschutz und nukleare Sicherheit . [Online] 22. September 2021. [Zitat vom: 02. November 2021.] Mantelverordnung für Ersatzbaustoffe "EBV". https://www.bmu.de/faqs/mantelverordnung.

24. **Redaktion Bundesverband Baustoffe - Steine und Erden e.V.** Kreislaufwirtschaft Bau. [Online] 1. Januar 2018. [Zitat vom: 10. November 2021.] Aktuelle Daten . https://kreislaufwirtschaft-bau.de/#aktuelleDaten.

25.   *STANDFEST.SANDFEST.EFFIZIENT.*   **Redaktion Rohrleitungsbauverband/Bauindustrie/Zentralverband des Deutschen Baugewerbes.** 9. Ausgabe, September 2021, Fachbeiträge der bbr. Kapitel: Mantelverordnung für Ersatzbaustoffe und Bodenschutz beschlossen.

26. **Regierungspräsidien des Landes Hessens .** Genehmigung von Deponien. [Online] 01. April 2017. [Zitat vom: 23. November 2021.] https://rp-darmstadt.hessen.de/umwelt/abfall/deponien/genehmigung-von-deponien.

27. **Regierungspräsidien des Landes Hessens.** Vollzugshandbuch der Abfallwirtschaft - Arbeitshilfe Anlagenzulassung. [Online] 30. Juli 2003. [Zitat vom: 23. November 2021.] Kapitel 2.5 - Zeitlicher Ablauf . https://umwelt.hessen.de/sites/umwelt.hessen.de/files/2021-07/zulassung_anzeigeverfahren.pdf.

28. **Redaktion Bundesministerium für Umwelt, Naturschutz und nukleare Sicherheit, Referat WR II 1.** Bundesministerium für Umwelt, Naturschutz und nukleare Sicherheit . [Online] 01. März 2020. [Zitat vom: 03. November 2021.] Abfallwirtschaftsplan in Deutschland 2020 - Fakten, Daten, Grafiken . https://www.bmu.de/fileadmin/Daten_BMU/Pools/Broschueren/abfallwirtschaft_2020_bf.pdf

29. **Schneider, Klaus-Jürgen et al.** *Bautabellen für Ingenieure mit Berechnungshinweisen und Beispielen* . [Hrsg.] Andrej Albert. 23. Auflage . Bochum : Bundesanzeiger Verlag, 2018. ISBN 978-3-8462-0880-9.

30. **Redaktion Hessisches Ministerium für Umwelt, Klimaschutz, Landwirtschaft und Verbraucherschutz .** Umwelt.hessen.de. [Online] 09. September 2021. [Zitat vom: 01. November 2021.] Abfallwirtschaftsplan Hessen - Siedlungsabfälle und Industirelle Abfälle. https://umwelt.hessen.de/Umwelt/Abfall-und-Recycling/Abfallwirtschaft.

31. **Redaktion Hessisches Statistisches Landesamt .** Statistik.Hessen . [Online] 01. März 2021. [Zitat vom: 01. November 2021.] Abfallentsorgung in Hessen 2019 - Statistische Berichte. https://statistik.hessen.de/zahlen-fakten/umwelt-energie-verkehr/umwelt/statistische-berichte.

32. **Wikipedia-Autoren .** Mülltourismus. [Online] Versions-ID: 188160192, 2. Mai 2019. [Zitat vom: 8. November 2021.] https://de.wikipedia.org/wiki/Mülltourismus.

33. **Redaktion Verband Baugewerblicher Unternehmer Hessen e.V. .** Verband Baugewerblicher Unternehmer Hessen e.V. [Online] 31. Januar 2019. [Zitat vom: 15. November 2021.] Monitoring-Bericht "Menge der Bauabfälle steigt weiter - Erdaushub ist das größte problem". https://www.bgvht.de/pressemitteilungen/menge-der-bauabfaelle-steigt-weiter-erdaushub-ist-das-groesste-problem/.

34. **Redaktion Hessisches Statistisches Landesamt .** Statistische Ämter des Bundes und der Länder . [Online] 24. 03 2021. [Zitat vom: 13. November 2021.] Statistische Berichte_Kennziffer Q II 10 - j/19. https://www.statistischebibliothek.de/mir/receive/HESerie_mods_00000286.

35. **Redaktion Verband Baugewerblicher Unternehmer Hessen e.V.** Verband baugewerblicher Unternehmer Hessen e.V. [Online] 01. Januar 2018. [Zitat vom: 4. Dezember 2021.] https://www.bgvht.de/pressemitteilungen/menge-der-bauabfaelle-steigt-weiter-erdaushub-ist-das-groesste-problem/.

36. **Klärle, Prof. Dr. Martina.** Moodle - Nachhaltigkeitsstrategie der Frankfurt UAS - global denken, lokal handeln . [Online] 02. Juni 2021. [Zitat vom: 15. November 2021.] Vorlesungsinhalt Studium Generale zum Thema "CO2 - Fußabdruck" . https://moodle.frankfurt-university.de/my/.

37. **Umweltbundesamt .** Umweltbundesamt . [Online] 01. Mai 2021. [Zitat vom: 16. November 2021.] Emissionsdatentabelle Güterverkehr - Bezugsjahr 2019 - CO2 Billanz . https://www.umweltbundesamt.de/themen/verkehr-laerm/emissionsdaten#tabelle.

38. **Stiftung Unternehmen Wald .** Waldwissen - Wie viel Kohlendioxid (CO2) speichert der Baum bzw. der Wald ? [Online] [Zitat vom: 5. Dezember 2021.] https://www.wald.de/waldwissen/wie-viel-kohlendioxid-co2-speichert-der-wald-bzw-ein-baum/.

39. **Wikipedia-Autoren.** Binnenschiff . [Online] Versions-ID 216147179, 06. Oktober 2021. [Zitat vom: 22. November 2021.] https://de.wikipedia.org/w/index.php?title=Binnenschiff&oldid=216147179.

40. **Girmscheid, Prof. Dr. Gerhard.** *Leistungsermittlungshandbuch für Baumaschinen und Bauprozesse.* 4. Auflage. Zürich : Springer Verlag Berlin Heidelberg, 2010. S. 310. Kapitel 3. Erdbaugeräte / Kapitel 4. Transportgeräte. ISBN: 978-3-642-13794-5.

41. **Statistisches Bundesamt.** D_STATIS. [Online] 7. Oktober 2021. [Zitat vom: 5. Dezember 2021.] Preisindizes für die Bauwirtschaft (3. Vierteljahresausgabe). https://www.destatis.de/DE/Themen/Wirtschaft/Preise/Baupreise-Immobilienpreisindex/Publikationen/Downloads-Bau-und-Immobilienpreisindex/bauwirtschaft-preise-2170400213234.pdf?__blob=publicationFile. Artikelnummer: 2170400213234.

42. **Statistisches Bundesamt .** D_STATIS. [Online] 01. Januar 2020. [Zitat vom: 28. November 2021.] Kohlendioxidemissionen je Einwohner/-in im Jahr 2020. https://www.destatis.de/DE/Themen/Laender-Regionen/Internationales/Thema/umwelt-energie/umwelt/G20_CO2.html.

43. **Vergabe- und Vertragsordnung für Bauleistungen .** 34. Auflage . München : Verlag C.H. Beck oHG, 2019. S. 360. ISBN 978-3-406-72204-2.

44. *Abfallrechtliche Hinweise.* **Freise, RA Dr. jur. Harald.** [Hrsg.] Hauptverband der Deutschen Bauindustrie e.V. Berlin : s.n., 01. August 2020, Bauindustrieverband , S. 30.

45. **Dudenredaktion .** DUDEN - Wörterbuch. [Online] [Zitat vom: 2. November 2021.] https://www.duden.de/woerterbuch.

46. **Wikipedia-Autoren.** Urban Mining. [Online] Versions-ID: 215477695, 10. September 2021. [Zitat vom: 13. Dezember 2021.] https://de.wikipedia.org/wiki/Urban_Mining.

47. **Redaktion Umwelt Bundesamt .** Inertstoffdeponie. [Online] 01. Oktober 2015. [Zitat vom: 24. November 2021.] Informationsdatenblatt zu Inertstoffdeponien. https://www.cleaner-production.de/images/BestPractice/data_de/INL.pdf.

Verzeichnis der Anhänge

ANHANG 1   Zuordnungswerte gemäß LAGA – Mitteilung 20

ANHANG 2   Leistungsermittlung im Bagger – LKW Betrieb

ANHANG 1

Zuordnungswerte gemäß LAGA – Mitteilung 20

Zuordnungswerte Boden

Tab. 1.1: Zuordnungswerte gemäß LAGA M 20 für bodenähnliche Anwendungen Feststoffgehalte im Bodenmaterial

Parameter	Dimension	Z 0 (Sand)	Z 0 (Lehm / Schluff)	Z 0 (Ton)	Z 0* [1]
Arsen	mg/kg TS	10	15	20	15 [2]
Blei	mg/kg TS	40	70	100	140
Cadmium	mg/kg TS	0,4	1	1,5	1 [3]
Chrom (gesamt)	mg/kg TS	30	60	100	120
Kupfer	mg/kg TS	20	40	60	80
Nickel	mg/kg TS	15	50	70	100
Thallium	mg/kg TS	0,4	0,7	1	0,7 [4]
Quecksilber	mg/kg TS	0,1	0,5	1	1,0
Zink	mg/kg TS	60	150	200	300
TOC	(Masse-%)	0,5 (1,0) [5]	0,5 (1,0) [5]	0,5 (1,0) [5]	0,5 (1,0) [5]
EOX	mg/kg TS	1	1	1	1 [6]
Kohlenwasserstoffe [7]	mg/kg TS	100	100	100	200 (400)
BTX	mg/kg TS	1	1	1	1
LHKW	mg/kg TS	1	1	1	1
PCB [8]	mg/kg TS	0,05	0,05	0,05	0,1
PAK$_{16}$	mg/kg TS	3	3	3	3
Benzo(a)pyren	mg/kg TS	0,3	0,3	0,3	0,6
Cyanide [9]	mg/kg TS	1	1	1	-

[1] Feststoffgehalte für die Verfüllung von Abgrabungen unter Einhaltung bestimmter Randbedingungen (siehe "Ausnahmen von der Regel" für die Verfüllung von Abgrabungen in Nr. II.1.2.3.2 der TR Boden, Stand: 05.11.2004).

[2] Der Wert 15 mg/kg gilt für Bodenmaterial der Bodenarten Sand und Lehm/Schluff. Für Bodenmaterial der Bodenart Ton gilt der Wert 20 mg/kg.

[3] Der Wert 1 mg/kg gilt für Bodenmaterial der Bodenarten Sand und Lehm/Schluff. Für Bodenmaterial der Bodenart Ton gilt der Wert 1,5 mg/kg.

[4] Der Wert 0,7 mg/kg gilt für Bodenmaterial der Bodenarten Sand und Lehm/Schluff. Für Bodenmaterial der Bodenart Ton gilt der Wert 1,0 mg/kg.

[5] Bei einem C:N-Verhältnis > 25 beträgt der Zuordnungswert 1 Masse-%.

[6] Bei Überschreitung ist die Ursache zu prüfen.

[7] Die angegebenen Zuordnungswerte gelten für Kohlenwasserstoffverbindungen mit einer Kettenlänge von C_{10} bis C_{22}. Der Gesamtgehalt, bestimmt nach E DIN EN 14039 (C_{10} bis C_{40}), darf –soweit angegeben - den in Klammern genannten Wert nicht überschreiten.

[8] PCB (Summe der 6 Kongeneren nach Ballschmiter gem. DIN 51527 ohne Multiplikation mit dem Faktor 5).

[9] Analog der Richtlinie für die Verwertung von Bodenmaterial, Bauschutt und Straßenaufbruch in Tagebauen und im Rahmen sonstiger Abgrabungen vom 03. März 2014 (Z0 Wert Technische Regeln – Teil II vom 06.11.1997).

In Gebieten mit naturbedingt oder großflächig siedlungsbedingt erhöhten Gehalten können unter Berücksichtigung der Sonderregelung des § 9 Abs. 2 und Abs. 3 BBodSchV für entsprechende Parameter höhere Zuordnungswerte (als Ausnahmen von den Vorsorgewerten nach Anhang 2 Nr. 4 BBodSchV) festgelegt werden, soweit die dort genannten weiteren Tatbestandsvoraussetzungen erfüllt sind und das Bodenmaterial aus diesen Gebieten stammt. Dies gilt in diesen Gebieten analog auch für Parameter, für die keine Vorsorgewerte nach Anhang 2 Nr. 4 BBodSchV festgelegt worden sind.

Zuordnungswerte gemäß LAGA - Mitteilung 20	Anhang Nr. : 1 Quelle: RP Darmstadt. Merkblatt Entsorgung von Bauabfällen. 01.09.2018.	Datum: 13.01.2022

Tab: 1.2: Zuordnungswerte gemäß LAGA M 20 für den Einbau in technischen Bauwerken

Feststoffgehalte im Bodenmaterial

Parameter	Dimension	Z 1	Z 2
Arsen	mg/kg TS	45	150
Blei	mg/kg TS	210	700
Cadmium	mg/kg TS	3	10
Chrom (gesamt)	mg/kg TS	180	600
Kupfer	mg/kg TS	120	400
Nickel	mg/kg TS	150	500
Thallium	mg/kg TS	2,1	7
Quecksilber	mg/kg TS	1,5	5
Zink	mg/kg TS	450	1500
Cyanide, gesamt	mg/kg TS	3	10
TOC	(Masse-%)	1,5	5
EOX	mg/kg TS	3 [1]	10
Kohlenwasserstoffe	mg/kg TS	300 (600) [2]	1000 (2000) [2]
BTX	mg/kg TS	1	1
LHKW	mg/kg TS	1	1
PCB[4]	mg/kg TS	0,15	0,5
PAK$_{16}$	mg/kg TS	3 (9) [3]	30
Benzo(a)pyren	mg/kg TS	0,9	3

[1] Bei Überschreitung ist die Ursache zu prüfen.

[2] Die angegebenen Zuordnungswerte gelten für Kohlenwasserstoffverbindungen mit einer Kettenlänge von C_{10} bis C_{22}. Der Gesamtgehalt, bestimmt nach E DIN EN 14039 (C_{10}-C_{40}), darf insgesamt den in Klammern genannten Wert nicht überschreiten.

[3] Bodenmaterial mit Zuordnungswerten > 3 mg/kg und ≤ 9 mg/kg darf nur in Gebieten mit hydrogeologisch günstigen Deckschichten eingebaut werden.

[4] PCB (Summe der 6 Kongeneren nach Ballschmiter gem. DIN 51527 ohne Multiplikation mit dem Faktor 5).

Zuordnungswerte gemäß LAGA - Mitteilung 20	Anhang Nr. : 1 Quelle: RP Darmstadt. Merkblatt Entsorgung von Bauabfällen. 01.09.2018.	Datum: 13.01.2022

Tab.1.3: Zuordnungswerte gemäß LAGA M 20 für bodenähnliche Anwendungen und den Einbau in technischen Bauwerken

Eluatgehalte im Bodenmaterial

Parameter	Eluat (µg/l)			
	Z 0	Z 1.1	Z 1.2	Z 2
Arsen	10	10	40	60
Blei	20	40	100	200
Cadmium	2	2	5	10
Chrom (ges.)	15	30	75	150
Kupfer	50	50	150	300
Nickel	40	50	150	200
Quecksilber	0,2	0,2	1	2
Thallium	<1	1	3	5
Zink	100	100	300	600
Cyanide (ges.) [3]	<10	10	50	100
Chlorid [4]	10 mg/l	10 mg/l	20 mg/l	30 mg/l
Sulfat [4]	50 mg/l	50 mg/l	100 mg/l	150 mg/l
Leitfähigkeit	500 µS/cm	500 µS/cm	1000 µS/cm	1500 µS/cm
pH- Wert [1]	6,5 - 9	6,5 - 9	6 - 12	5,5 - 12
Phenolindex [2]	< 10	10	50	100

[1] Niedrigere pH-Werte stellen alleine kein Ausschlusskriterium dar. Bei Überschreitung ist die Ursache zu prüfen.

[2] Bei Überschreitungen ist die Ursache zu prüfen. Höhere Gehalte, die auf Huminstoffe zurückzuführen sind, stellen kein Ausschlusskriterium dar.

[3] Verwertung für Z 2-Material mit Cyanid $_{ges.}$ > 100 µg/l ist zulässig, wenn Z 2 Cyanid (leicht freisetzbar) < 50 µg/l.

[4] Bei Chlorid und Sulfat sind in analoger Anwendung der Richtlinie für die Verwertung von Bodenmaterial, Bauschutt und Straßenaufbruch in Tagebauen und im Rahmen sonstiger Abgrabungen vom 03. März 2014 Konzentrationen bis zu 250 mg/l zulässig.

Zuordnungswerte gemäß LAGA - Mitteilung 20	Anhang Nr. : 1 Quelle: RP Darmstadt. Merkblatt Entsorgung von Bauabfällen. 01.09.2018.	Datum: 13.01.2022

Regierungspräsidium Darmstadt ● Regierungspräsidium Gießen ● Regierungspräsidium Kassel
Merkblatt „Entsorgung von Bauabfällen", Stand: 01.09.2018

Zuordnungswerte Bauschutt

Eine schadlose Verwertung von Bauschutt ist im Regelfall nur in technischen Bauwerken der Einbauklassen 1 und 2, als Deponieersatzbaustoff sowie bei der Herstellung von Recyclingbaustoffen zulässig.

Die Vorschriften bei der Verfüllung von Abgrabungen richten sich nach der Richtlinie für die Verwertung von Bodenmaterial, Bauschutt und Straßenaufbruch in Tagebauen und im Rahmen sonstiger Abgrabungen.

Tab. 2: **Zuordnungswerte gemäß LAGA M 20 für den Einbau in technischen Bauwerken**

Feststoff- und Eluatgehalte im Bauschutt

	Feststoff (mg/kg)				Eluat (µg/l)			
	Z 0	Z 1.1	Z 1.2	Z 2	Z 0	Z 1.1	Z 1.2	Z 2
Arsen [6]	20	-	-	-	10	10	40	50
Blei [6]	100	-	-	-	20	40	100	100
Cadmium [6]	0,6	-	-	-	2	2	5	5
Chrom (ges.) [6]	50	-	-	-	15	30	75	100
Kupfer [6]	40	-	-	-	50	50	150	200
Nickel [6]	40	-	-	-	40	50	100	100
Quecksilber [6]	0,3	-	-	-	0,2	0,2	1	2
Zink [6]	120	-	-	-	100	100	300	400
Chlorid [1]	-	-	-	-	10 mg/l	20 mg/l	40 mg/l	150 mg/l
Sulfat [1]	-	-	-	-	50 mg/l	150 mg/l	300 mg/l	600 mg/l
Leitfähigkeit	-	-	-	-	500 µS/cm	1500 µS/cm	2500 µS/cm	3000 µS/cm
pH-Wert	-	-	-	-	7,0 - 12,5			
PAK nach EPA	1	5	15	75 (100) [2]	-	-	-	-
KW [5]	100	300 [3]	500 [3]	1000 [3]	-	-	-	-
PCB [4]	0,02	0,1	0,5	1	-	-	-	-
EOX	1	3	5	10	-	-	-	-
Phenolindex	-	-	-	-	<10	10	50	100

[1] Bei Chlorid und Sulfat sind in analoger Anwendung der Richtlinie für die Verwertung von Bodenmaterial, Bauschutt und Straßenaufbruch in Tagebauen und im Rahmen sonstiger Abgrabungen vom 03. März 2014 Konzentrationen bis zu 250 mg/l zulässig.

[2] Werte bis 100 mg/kg sind zulässig unter folgenden Bedingungen:
- Die erhöhten PAK-Gehalte sind auf pechhaltige Anteile zurückzuführen.
- Es handelt sich um Baumaßnahmen im klassifizierten Straßenoberbau bzw. Verkehrsflächenoberbau (ausgenommen Wirtschaftswege).
- Es handelt sich um eine größere Baumaßnahme (Volumen des eingebauten Recyclingbaustoffes > 500 m³).
- Es handelt sich um Flächen, auf denen nicht mit häufigen Aufbrüchen gerechnet werden muss.
- Die Recyclinganlage unterliegt einer regelmäßigen Güteüberwachung.

[3] Überschreitungen, die auf Asphaltanteile zurückzuführen sind, stellen kein Ausschlusskriterium dar.

[4] PCB-(Summe der 6 Kongeneren nach Ballschmiter gem. DIN 51527 ohne Multiplikation mit dem Faktor 5)

[5] Die angegebenen Zuordnungswerte gelten für Kohlenwasserstoffverbindungen mit einer Kettenlänge von C^{10} bis C^{22}, bestimmt nach E DIN EN 14039 (C^{10} bis C^{40})

[6] Werden die Feststoffwerte bei Z 0 überschritten, dann sind nur die Eluatwerte heranzuziehen, die Einstufung führt mindestens zur Einbauklasse Z 1.1

Zuordnungswerte gemäß LAGA - Mitteilung 20	Anhang Nr. : 1	Datum: 13.01.2022
	Quelle: RP Darmstadt. Merkblatt Entsorgung von Bauabfällen. 01.09.2018.	

ANHANG 2

Leistungsermittlung im Bagger – LKW Betrieb

Leistungsermittlung im Bagger - LKW Betrieb
Beispiel „Baugrube EFH"

nach Gerhard Girmscheid

„Leistungsermittlungshandbuch für Baumaschinen und Bauprozesse"

1) Ermittlung der Nutzleistung eines Baggers:

Nutzleistung Q_N [fm³/h] eines Hydraulikbaggers

$$Q_N = \frac{V_{SAE}}{t_S} \times 3600 \times k_1 \times k_2 \times k_3 \times \eta_G \qquad [fm^3/h]$$

$$k_1 = \alpha \times \varphi \qquad [-]$$

$$k_2 = f_1 \times f_2 \times f_3 \times f_4 \times f_5 \qquad [-]$$

$$k_3 = \eta_1 \times \eta_2 \qquad [-]$$

Q_N	Nutzleistung	[fm³/h]
V_{SAE}	Nenninhalt des Grabgefässes gemäss SAE	[m³]
t_S	Spielzeit	[s]
α	Lösefaktor	[fm³/lm³]
φ	Füllfaktor	[-]
η_1	Bedienungsfaktor	[-]
η_2	Betriebsbedingungen	[-]
f_1	Einfluss Grabentiefe bzw. Abbauhöhe	[-]
f_2	Schwenkwinkeleinflussfaktor	[-]
f_3	Entleerungsgenauigkeitsfaktor	[-]
f_4	Schneiden-/Zahnzustandsfaktor	[-]
f_5	Verfügbarkeits-/Gerätezustandsfaktor	[-]
k_1	Ladefaktor	[-]
k_2	Leistungseinflussfaktor	[-]
k_3	Betriebsbeiwert	[-]
η_G	Geräteausnutzungsgrad	[-]

Leistungsermittlung Bagger - LKW Betrieb	Anhang Nr. : 2 Quelle: Girmscheid, Gerhard. Leistungsermittlungshandbuch für Baumaschinen	Datum: 17.12.2021

① <u>Nenninhalt des Grabengefäßes :</u> V_{SAE} $[m^3]$

Bagger :   Hitachi Zaxis   ZX 250 LC

V_{SAE} =   1,00 m^3

② <u>Spielzeit :</u> t_s $[s]$

→ „guter Fahrer" t_s = 18 - 20 s

③ <u>Faktor k_1 :</u>

k_1 = $\alpha \cdot \varphi$

α = Lösefaktor = $\dfrac{\rho s}{\rho\, fest}$ = $\dfrac{1,60}{2,02}$ ≈ <u>0,80</u>

φ = Füllfaktor = <u>1,00</u>   ⟶ Grabgefäss gefüllt nach
                                          SAE - Norm

k_1 = 0,80 · 1,00   = <u>0,80</u>

Leistungsermittlung Bagger - LKW Betrieb	Anhang Nr. : 2 Quelle: Girmscheid, Gerhard. Leistungsermittlungs- handbuch für Baumaschinen	Datum: 17.12.2021

④ **Faktor k_2 :**

$$k_2 = f_1 \cdot f_2 \cdot f_3 \cdot f_4 \cdot f_5$$

$f_1 = 1{,}00$

$f_2 = 1{,}00$

$f_3 = 1{,}00$

$f_4 = 1{,}00$

$f_5 = 1{,}00$

genauere Betrachtung der Faktoren im Zuge dieser Ausarbeitung nicht erforderlich !

$k_2 = \underline{\underline{1{,}00}}$

⑤ **Faktor k_3 :**

$$k_3 = n_1 \cdot n_2$$

$n_1 = 1{,}00$ (geübter Fahrer)

$n_2 = 1{,}00$ (Betriebsbedingungen sehr gut)

$k_3 = \underline{\underline{1{,}00}}$

⑥ **Geräteausnutzungsgrad n_G :**

$n_G = 0{,}80$ (offene Baugrube und entleeren auf Fahrzeug)

Leistungsermittlung Bagger - LKW Betrieb	Anhang Nr. : 2 Quelle: Girmscheid, Gerhard. Leistungsermittlungs- handbuch für Baumaschinen	Datum: 17.12.2021

⑦ Nutzleistung Q_N :

$$Q_N = \frac{V_{SAE}}{t_s} \cdot 3600 \cdot k_1 \cdot k_2 \cdot k_3 \cdot n_G$$

$$Q_N = \frac{1,00 \text{ m}^3}{18,00 \text{ s}} \cdot 3600 \cdot 0,80 \cdot 1,00 \cdot 1,00 \cdot 0,80$$

$$Q_N = 128,00 \ \frac{\text{m}^3}{\text{h}}$$

$\rightarrow$ prüfen mit Überschlagsformel :

$$Q \approx 100 \cdot 1,00 \text{ m}^3 = 100,00 \ \frac{\text{m}^3}{\text{h}} \quad \checkmark$$

Leistungsermittlung Bagger - LKW Betrieb	Anhang Nr. : 2	Datum: 17.12.2021
	Quelle: Girmscheid, Gerhard. Leistungsermittlungshandbuch für Baumaschinen	

2) Ermittlung der erforderlichen Anzahl von Transportfahrzeugen:

$$n = \frac{t_u}{t_f} \qquad\qquad n = \frac{t_L + t_{FV} + t_E + t_{FL} + t_{WZ} + t_W}{t_L + t_{WZ}}$$

n = Anzahl der LKW

t_u = Umlaufzeit des LKW

t_f = Wagenfolgezeit

t_L = Ladezeit

t_{FV} = Fahrzeit (voll)

t_E = Entladezeit

t_{FL} = Fahrzeit (leer)

t_{WZ} = Wagenwechselzeit

t_W = Wartezeit beim Be- und Entladen

① Ladezeit t_L:

$$t_L = \frac{V_{LKW}\ [m^3]}{Q_N\ \left[\frac{m^3}{h}\right]} \cdot 60 \left[\frac{min}{h}\right]$$

V_{LKW} = ?

max t = 26,80 t

→ max $V \approx 15\ m^3$

$$t_L = \frac{15,00\ m^3}{128,00\ m^3} \cdot 60 = \underline{7,03\ min}$$

→ ca. 8 – 9 LKW pro Stunde !

Leistungsermittlung Bagger - LKW Betrieb	Anhang Nr. : 2 Quelle: Girmscheid, Gerhard. Leistungsermittlungs-handbuch für Baumaschinen	Datum: 17.12.2021

② Fahrzeit (voll) t_{FV} :

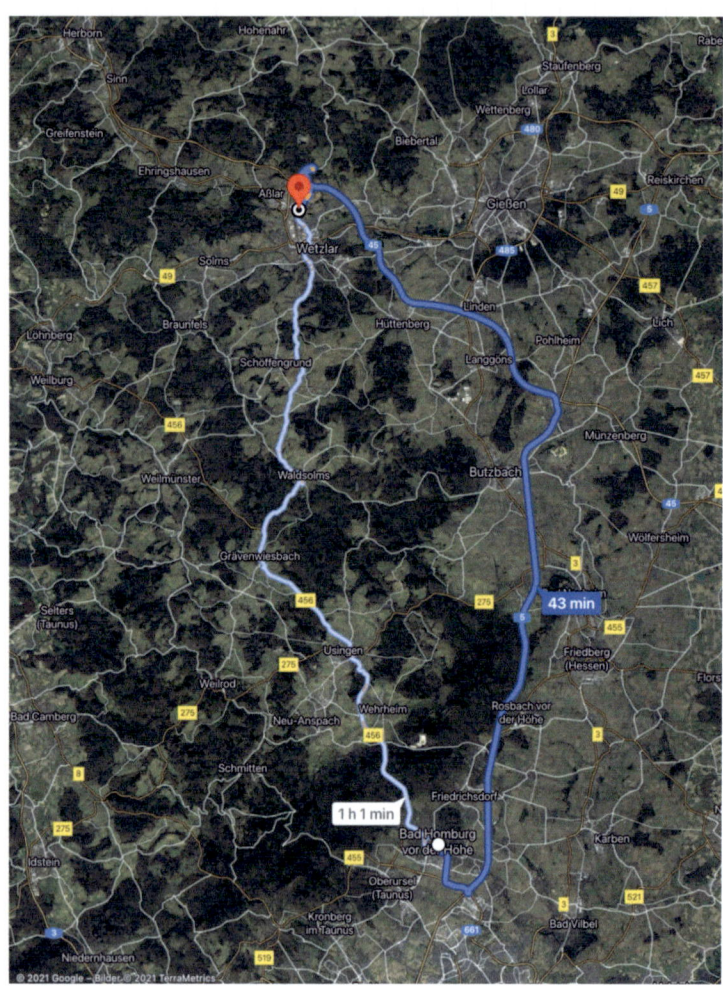

Entfernung:

ca. 65,00 km

Fahrzeit LKW:

(je nach Verkehr)

1,00 h + ca. 10 min

auf dem Gelände der

Entsorgungsstätte

t_{FV} = 70,00 min

③ Fahrzeit (leer) t_{FL} :

→ Annahme: nahezu gleich wie „voll" ⚑

t_{FL} = 60,00 min

Leistungsermittlung Bagger - LKW Betrieb	Anhang Nr. : 2 Quelle Girmscheid, Gerhard. Leistungsermittlungs- handbuch für Baumaschinen	Datum: 17.12.2021

④ Entladezeit t_E :

$$t_E \quad = \quad 5{,}00 \quad \text{min} \qquad (\text{inkl. säubern und abkehren des Fahrzeugs})$$

⑤ Wagenwechselzeit t_{wz} :

$$t_{wz} \quad = \quad 1{,}5 \quad \text{min}$$

⑥ Wartezeit beim Be - und Entladen :

$$t_W \quad = \quad ??? \qquad \leftarrow \text{bei diesen Transportentfernungen wird es zu Wartezeiten kommen! Außer es werden unverhältnis-mäßig viele LKW eingesetzt!}$$

1. Ansatz :

Optimalfall !

$$t_W = 0$$

⑦ Anzahl Transportfahrzeuge n :

$$n = \frac{t_L + t_{FV} + t_E + t_{FL} + t_{wz} + t_W}{t_L + t_{wz}}$$

$$n = \frac{7{,}03 \text{ min} + 70{,}00 \text{ min} + 5{,}00 \text{ min} + 60{,}00 \text{ min} + 1{,}50 \text{ min} + 0{,}00 \text{ min}}{7{,}03 \text{ min} + 1{,}50 \text{ min}}$$

$$n = 16{,}83 \quad \approx \quad \underline{17 \quad \text{Lastkraftwagen}}$$

$$\hookrightarrow \text{Wartezeit} = 0{,}00 \text{ min } !$$

Leistungsermittlung Bagger - LKW Betrieb	Anhang Nr. : 2 Quelle: Girmscheid, Gerhard. Leistungsermittlungs-handbuch für Baumaschinen	Datum: 17.12.2021

$\longrightarrow$ die Aushubmenge von 1820,00 Tonnen kann
auf ca. 68 LKW geladen werden.

$$\frac{1820,00 \; t}{26,80 \; t} = 67,91 \quad LKW \longrightarrow \underline{68 \; LKW}$$

$\longrightarrow$ pro Arbeitstag (8h Arbeitszeit $\rightarrow$ Leitgerät = Bagger)
werden bei einer Wartezeit von 0,00 min
täglich ca. 57 LKW beladen.
(Wagenfolgezeit = 8,53 min)

$$8h \cdot 60 \; \frac{min}{h} = \frac{480 \; min}{8,53 \; min \; (t_F)} = \underline{56,27 \; LKW}$$

Das bedeutet, die Baugrube wird innerhalb eines
Tages und ca. 2 h (93,83 min) ausgehoben.

$\longrightarrow$ <u>Kontrolle über die Nennleistung des Baggers:</u>

$Q_N = 128,00 \; \frac{m^3}{h}$

ges $= 1010 \; m^3$

$\left. \right\} \longrightarrow \frac{1010 \; m^3}{128 \; \frac{m^3}{h}} = 7,89 \; h \cdot 60 \; \frac{min}{h}$

$$= \underline{473,44 \; min}$$

$$473,44 \; min + \left(68 \; Wagen \cdot \frac{1,5 \; min}{Wagen} \right) = \underline{575,44 \; min}$$

$\updownarrow$ vgl. mit $\checkmark$

$\underline{573,83 \; min}$

Leistungsermittlung Bagger - LKW Betrieb	Anhang Nr. : 2 Quelle: Girmscheid, Gerhard. Leistungsermittlungs- handbuch für Baumaschinen	Datum: 17.12.2021

⑧ Wartezeit tw bei 10 LKW :

→ Gleichung umstellen !

$$t_w = \left(10\ LKW \cdot (7{,}03\ min + 1{,}5\ min)\right) - \left(7{,}03\ min + 70{,}00\ min + 5{,}00\ min + 60{,}00\ min + 1{,}5\ min\right)$$

$$t_w = \underline{58{,}23\ min}$$

↳ bei 10 Lastkraftwagen beträgt die Wartezeit des Hydraulikbaggers nach Beladen des letzten LKW's knapp eine Stunde.
Der LKW wird zum Leitgerät !

| Leistungsermittlung Bagger - LKW Betrieb | Anhang Nr. : 2 Quelle: Girmscheid, Gerhard. Leistungsermittlungs-handbuch für Baumaschinen | Datum: 17.12.2021 |

⑨ Gesamtdauer bei Einsatz von 10 LKW:

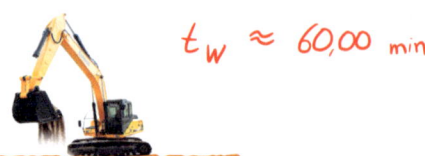

$t_W \approx 60{,}00$ min

$t_L = 7{,}03$ min

$t_{WZ} = 1{,}50$ min

$t_{FV} = 70$ min

$t_{FL} = 60$ min

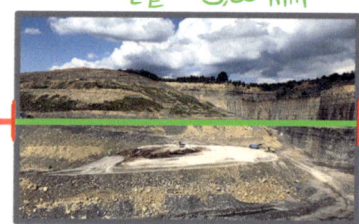

$t_E = 5{,}00$ min

1. Aushubmenge = 1820,00 t

2. Ladegewicht = 26,80 t pro LKW

$\longrightarrow \quad \dfrac{1820{,}00\ t}{26{,}80\ t/LKW} \approx 68\ LKW$

3. Hydraulikbagger:

__Ladezeit:__ 68 LKW · 8,53 $\dfrac{min}{LKW}$ = 580,04 min

__Wartezeit:__ 6x Warten · 58,23 $\dfrac{min}{10\ LKW}$ = 349,38 min

929,42 min

Leistungsermittlung Bagger - LKW Betrieb	Anhang Nr. : 2 Quelle: Girmscheid, Gerhard, Leistungsermittlungs-handbuch für Baumaschinen	Datum: 17.12.2021

$$929,42 \text{ min} \cdot \frac{1\,h}{60\,\text{min}} = 15,49\,h \approx \underline{\underline{16,00\,h}}$$

$\rightarrow$ Die Baugrube ist bei dem Einsatz von 10 Lastkraftwagen innerhalb von zwei Arbeitstagen ausgehoben.

Bei idealem „Bagger - LKW" - Betrieb ($t_w = 0$) liegt die Aushubdauer bei rund 10 Stunden.